——原水文化——
為你健康，原水把關

謹以此書獻給我的父親，
他是愛主的勇者，我心中的巨人，
願上帝的恩典與慈愛永遠與他同在！

——鄔定宇

神經科醫師教您睡對、睡熟、睡飽、睡好，
讓大腦不生病、提升腦力與免疫力、身心不焦慮！

為何睡不好？
原來問題在大腦！

鄔定宇 神經科、睡眠專科醫師
梁惠雯 資深媒體人　合著

| 專文推薦 1 | 優質的睡眠 全人身心健康之關鍵 ◆ 邱文達 — 008
| 專文推薦 2 | 深入淺出的睡眠醫學書 ◆ 李飛鵬 — 010
| 專文推薦 3 | 了解睡眠 才能改善睡眠 ◆ 胡朝榮 — 012
| 專文推薦 4 | 重視睡得好,活得好 ◆ 林永煬 — 014
| 專文推薦 5 | 失眠的人有福了 ◆ 王仁邦 — 016
| 專文推薦 6 | 睡眠問題 營造健康的睡眠環境 ◆ 莊立邦 — 018
| 專文推薦 7 | 無論有無睡眠困擾都應閱讀本書 ◆ 楊建銘 — 020
| 作 者 序 1 | 良好睡眠為健康基石 掌握「好睡」正確之道 ◆ 鄔定宇 — 022
| 作 者 序 2 | 睡眠障礙不容忽視 需積極面對與處理 ◆ 梁惠雯 — 026

PART 1 臨床常見睡眠問題 Q&A

- ▶ 睡不好跟個性有沒有關係？— 030
- ▶ 女性比男性容易睡不好？— 031
- ▶ 腦神經衰弱是什麼？和睡眠有沒有關係？— 032
- ▶ 睡眠有黃金時段？作息規律有助維持睡眠品質？— 033
- ▶ 日夜顛倒很傷身？— 036
- ▶ 很多人怕午睡成習慣，累了也不敢睡；
  老人家怕午睡會導致晚上睡不著而硬撐⋯⋯，
  午睡到底是好是壞？— 037
- ▶ 多少的睡眠才足夠？睡滿 8 小時就沒問題？— 038
- ▶ 黑眼圈跟失眠有關？— 042

- ▶ 真的有美容覺？— 042
- ▶ 補眠補得回來嗎？— 043
- ▶ 什麼是鬼壓床？為什麼會有鬼壓床？— 045
- ▶ 睡眠中為什麼會有動作？什麼是睡眠運動障礙？— 047
- ▶ 睡不好跟寢具有關？寢具選擇的關鍵考量？— 049
- ▶ 什麼樣的睡眠姿勢比較好？— 051
- ▶ 分床／分房睡比較好？— 054
- ▶ 失眠一定要吃藥嗎？安眠藥會上癮？— 054
- ▶ 失眠可以使用褪黑激素嗎？— 057
- ▶ 常見的助眠成分有效嗎？— 058
- ▶ 裸睡有助睡眠？— 068
- ▶ 腦波音樂、腦波儀可助眠？— 069

PART 2　誰在掌控我們的睡眠功能？睡眠與大腦的親密關係

01 | 了解睡眠，從腦開始
—睡眠的大腦解剖學與睡眠機轉 — 076

1. 睡眠的分期 — 079
2. 晝夜節律的調控與睡眠的驅動力 — 082
3. 做夢的生理機轉、生理意義與重要性 — 084

02 ｜ **淺談慢性失眠的生理機轉與其對腦部的影響** — 088

03 ｜ **失眠常見的共伴疾病與症狀** — 094
　　1. 失眠 VS 身心症 — 094
　　2. 神經系統疾病的睡眠問題 — 097
　　3. 睡眠障礙 VS 心、腦血管疾病 — 100
　　4. 睡眠與頭痛 — 102

PART 3 各年齡層／族群常見睡眠困擾

01 ｜ **幼兒（1～6歲）** — 106
　　夜驚 — 107
　　夢魘 — 111
　　尿床 — 114

02 ｜ **學齡兒童（7～12歲）** — 117
　　夢遊 — 118
　　猝睡症 — 119

03 ｜ **青少年（13～18歲）** — 126
　　過度日間嗜睡（原發性嗜睡症／克萊－李文症候群）— 127
　　日夜節律睡眠障礙 — 132

04 | **一般成人** — 135
    不寧腿症候群 — 137
    週期性肢體抽動症 — 139
    睡眠呼吸中止 — 140

05 | **孕期婦女** — 144
    孕期睡眠狀況 — 144
    常見睡眠問題及解方 — 146
      - 失眠 — 146
      - 不寧腿症候群 — 147
      - 腿部抽筋 — 148
      - 胃食道逆流 — 148

06 | **更年期婦女** — 150
    失眠 — 152

07 | **銀髮族** — 153
    失眠 — 155
    快速動眼期行為障礙 — 159
    日夜節律睡眠障礙 — 161

PART 4 睡眠障礙有救嗎？不可放著不管！

01 | 睡眠障礙評估方式 — 166
1. 醫師的診療 — 166
2. 常用評估工具：主觀評量表與心理評估工具 — 171

02 | 常見的睡眠儀器檢查 — 179
1. 多項式睡眠生理檢查（PSG） — 179
2. 居家睡眠檢測（HST） — 186
3. 多次入睡潛時檢查（MSLT） — 190
4. 活動記錄儀檢查（Actigraphy） — 191

03 | 失眠認知行為治療（CBT-I） — 194
1. 治療組成元素 — 194
2. CBT-I 的臨床實施 — 196
3. 療效證據與應用考量 — 196

04 | 光照治療 — 199

05 | 失眠藥物簡介 — 202
1. 常用的安眠藥物有哪些？ — 203
2. 常見的助眠藥物 — 206
3. 新型態安眠藥物 — 208

PART 5 睡眠習慣 DO & DON'T

01 ｜ **睡前宵夜** — 212

02 ｜ **睡前飲酒** — 214

03 ｜ **攝取咖啡因** — 218

04 ｜ **接觸尼古丁** — 219

05 ｜ **睡前運動** — 220

06 ｜ **睡前用 3C** — 221

07 ｜ **睡前拖延症** — 222

08 ｜ **開／關燈** — 225

【附錄】
目前通過台灣睡眠醫學學會評鑑的專業睡眠機構列表 — 227

專文推薦 1

優質的睡眠
全人身心健康之關鍵

邱文達
衛生福利部前部長
臺北醫學大學講座教授及前校長
美國 AHMC 醫療集團共同執行長

「充分的睡眠不是奢侈而是健康的必要條件。」
　　—— 美國加州柏克萊大學教授馬修沃克（Matthew Walker），
　　《Why We Sleep》作者的名言

　　美國的生活型態醫學強調睡眠對健康的重要性，將其列為六大支柱（飲食、運動、睡眠、壓力管理、社交與物質濫用）之一。充足且高品質的睡眠有助於預防和逆轉慢性疾病，如高血壓、心臟病、糖尿病和肥胖等。睡眠不足可能導致免疫力下降、情緒不穩、認知功能受損，並增加事故風險。因此，維持良好的睡眠習慣是促進整體健康的關鍵。

　　本書作者是一位資深的神經科專科醫師，同時也是睡眠醫學專家。多年來，他在臨床實務、教學研究等領域均有傑出的貢獻。這本著作不僅凝聚了作者數十年來的臨床經驗，更融合了最新的神經科學研究成果，將複雜的醫學知識轉化為淺顯易懂的內容，實屬難

得的睡眠醫學專書。

　　全書除了深入淺出地介紹睡眠與大腦功能的關係外，更從神經科學的角度深入剖析各種常見睡眠障礙的成因與治療方式。作者特別著墨於睡眠對認知功能、情緒調節、記憶形成等方面的影響，並提供了許多實用的建議和策略，幫助讀者深入了解改善睡眠品質帶來的許多效益。這些內容不僅對醫療專業人員具有參考價值，對一般大眾來說也是相當實用的健康指南。睡眠醫學作為跨專科的領域，正好展現了整合性醫療的重要性。透過本書，我們不僅能更深入理解睡眠與大腦的關係，更能體認到睡眠健康對於全人身心健康的重要價值。

　　睡眠醫學之父威廉德門特（William Dement）曾說：「睡眠不足是最常見的腦損傷（Sleep deprivation is the most common brain impairment）」，勤讀這本書你會得到意想不到的效果。期待這本書能喚起大眾對睡眠健康的重視，幫助更多人實現優質的睡眠品質，進而提升整體的生活品質與健康水準。

　　最後，我要特別恭賀作者能在繁忙的臨床工作之餘付出心力完成這本極具意義的著作。

專文推薦 2
深入淺出
的睡眠醫學書

李飛鵬
台灣醫院協會理事長
部立雙和醫院前院長
臺北醫學大學前副校長

　　本書作者鄔定宇醫師是資深神經內科及睡眠醫學專家，其曾擔任部立雙和醫院神經內科主任，也曾主責為多家醫院規畫創建睡眠中心及擔任睡眠中心主任，目前亦是台灣睡眠醫學會現任理事；其能在繁忙的臨床工作及醫學研究的生活中，撥出時間投入心力撰寫本書，教導一般普羅大眾睡眠醫學，令人敬佩。

　　本書總共分為五個章節，第一章先呈現分析民眾常見睡眠問題；第二章深入淺出介紹睡眠的生理機轉、分期及晝夜調控機制和做夢生理機轉，並介紹伴隨失眠常見的各種共病；第三章細分各年齡及族群面對的睡眠困擾；第四章特別介紹睡眠障礙的評估、儀器檢查及包括藥物的各種最先進治療方式；最後一章則是提醒適當與不適當的各種睡眠習慣。

　　縱觀本書，作者直接問答方式，為民眾解釋常見睡眠困擾問題的原因及目前當代最佳檢查及治療方法，繼而將艱深的睡眠醫學科學解剖構造與神經系統運作理論，以深入淺出的方式為大家說明，相信本書的出版，一定會成為有睡眠障礙的民眾及家人解決睡眠問

題的最佳重要參考。

　　誠如作者所言，睡眠對健康的重要性早已廣為人知。相信讀過此書的人，可以運用其中知識，讓自己及家人睡得更好、更健康，讓我們記憶力變得更鞏固、情緒調節得更好，免疫功能也更良善，各種共病可以改善及予以預防。

　　優質的睡眠不只讓我們的精神更飽滿，也一定會讓我們的身心維持得更健康。

專文推薦 3

了解睡眠
才能改善睡眠

胡朝榮

臺北醫學大學神經學科教授兼醫學院院長
台灣神經學學會前理事長

非常推薦這本書給為睡眠問題所苦的民眾。

睡眠很重要，可能占到我們人生的三分之一時光。睡眠醫學研究有很長的歷史，長久以來大家都了解即使是健康年輕人，歷經「睡眠剝奪」後，第二天的專注力、記憶力都大打折扣，而「快速動眼期」或「做夢期」的發現更是讓大家對睡眠科學有更多理解，藉由儀器客觀的紀錄分析，打開睡眠與疾病診斷的通道，原來許多疾病症狀或病因主要都發生在睡眠之中，此外，晝夜節律調控機轉的發現得到諾貝爾獎的殊榮，也讓睡眠的神經科學研究更加寬廣。

20幾年前，我很榮幸在臺北醫學大學與一群志同道合的同仁，開了全臺灣第一個睡眠醫學的課程，幾年後即由鄔醫師負責主授，我們期待醫學生可以帶著更多睡眠的專業知識，進到未來的職場幫忙病人。

鄔醫師對睡眠醫學非常投入，尤其近年來睡眠問題已儼然成為腦退化疾病的熱門焦點，他在睡眠及神經醫學界是這個領域的意見領袖，不僅是教學與研究，鄔醫師這幾年來更累積了龐大的臨床經

驗：這本書先回答睡眠常見的問題，我讀起來感到很親切，彷彿來到診間與病人的問答，自覺也學到不少；接著這本書也提供了專業知識，對想要更深入了解睡眠醫學的人們，提供一份清晰易懂的科普知識，接著整理了各個族群比較特有的睡眠問題，大家可以「對號入座」更精準掌握自己或我們所關心的人的睡眠問題；最後提出解決方案，這部分非常重要，睡眠問題的原因五花八門，現行的治療或介入也是多如牛毛，如何量身訂做，找到最佳治療處方，還是需要知識、經驗，還有深入的醫病討論，不過更重要的是不僅醫師要了解睡眠，而是大家都要了解睡眠，只有更了解睡眠，才會理解並願意身體力行去改善睡眠，讓身心更健康。

　　最後，謝謝鄔醫師及另一位作者梁惠雯女士讓我有先睹為快的機會，願這本書給為睡眠問題所苦的民眾帶來改變的契機。

專文推薦 4

睡得好，活得好

林永煬
台灣神經學學會理事長
臺北榮民總醫院副院長

　　身為臨床神經科醫師與重症醫學指導醫師，我長期關注睡眠與整體健康狀態的關聯。睡眠不只是身體的休息站，更是大腦修復、記憶整合、情緒調節與疾病預防的關鍵環節。近年來，研究證實，長期睡眠障礙可能提高癲癇、阿茲海默症、帕金森氏症、心血管疾病、免疫系統失調及內外科重症的風險。因此，台灣神經學學會在學會組織架構中特別設立「睡眠學組」，並於年度學術會議與國際研討會中，安排睡眠相關議題，邀請國內外專家學者進行專題演講與討論，透過科學研究與臨床應用，讓神經科醫師具備睡眠醫學最新知識與診療能力，造福病人。

　　這本書由神經科醫師鄔定宇與專業媒體作家梁惠雯共同撰寫，結合醫學專業與大眾視角，讓睡眠醫學不再只是學術領域的知識，而是每個人都能理解與應用的實用指南。

　　鄔定宇醫師是優秀神經科醫師，曾擔任台灣神經學學會祕書長，也是學會內睡眠學組重要成員，長期投入睡眠醫學的研究與推廣，曾幫助多家醫學中心建立睡眠中心，致力於診治各類失眠病人改善失眠，也讓睡眠呼吸中止症、不寧腿症候群等許多類型病人得

到最恰當的治療。鄔醫師在書中剖析睡眠的生理機制與治療方法，提供國際最新的研究成果，幫助讀者理解睡眠與大腦健康的關聯，並運用科學方法提升睡眠品質。

梁惠雯女士曾任新聞主播、記者、節目主持人，長期關注醫藥健康議題。透過媒體人的敏銳觀察與自身經歷，讓本書兼具專業性與可讀性。惠雯用淺白生動的方式，將複雜的醫學知識轉化為讀者容易理解的內容，使專業理論變得實用可行。

本書幫助讀者認識睡眠的重要性，也提供科學評估與實證改善策略，讓讀者找到真正適合自己的睡眠調整方法，獲得高品質睡眠，擺脫睡眠困擾。這不只是一本睡眠專書，更是讓你活得更健康的指南！

睡得好，活得更好。我誠摯推薦這本寶典，期待它能幫助你透過專業的方法改善睡眠，從此夜夜好眠，精神飽滿迎接每一天，享受幸福人生！

専文推薦 5

失眠的人有福了

王仁邦 醫師
台灣精神醫學會理事長
伯特利身心診所院長

臺灣是一個工作過勞的國家，各種訊息透過手機滲透著民眾生活，全年不打烊的便利超商四處可見，這種生活環境侵犯了民眾的睡眠健康。根據衛生福利部的統計，至少有五分之一的台灣民眾有失眠的問題，這不僅製造了「睡眠經濟」，各種幫助睡眠的方法充斥於非醫療市場，包括寢具、營養品與健康食品等，臺灣的安眠藥使用比例也於世界中名列前茅。鄔定宇醫師與梁惠雯小姐分別以睡眠專科醫師及醫藥記者的身分來寫這本書，可說是失眠人的福音。

目前的醫藥知識爆炸，似是而非的訊息充斥於網路中，臨床醫師常需要在門診中去回答病人所關切的問題。鄔醫師以其與失眠病人的互動經驗，在本書的第一部分以 20 個病人關於失眠的常見問題來做 Q&A。鄔醫師不僅以科普的方式做了淺顯易懂的說明，合著的醫藥記者梁小姐也透過「觀察筆記」與鄔醫師對話。而鄔醫師不厭其煩地提出重要的提醒，不僅貼近了讀者的需求，更解答了讀者的疑惑。

睡眠是一個很複雜的現象，在本書的第二部分以深入淺出的方

式介紹了睡眠的腦科學，以精簡的文字與相對應的圖片介紹了睡眠的重要生理過程，並將這些腦科學知識連結到第一部分的 Q&A，與失眠常見的共伴疾病與症狀，包括常見的身心症、神經系統疾病、腦血管疾病與頭痛等問題。作者以臨床、腦科學與流行病學的概念，說明了失眠的相關因素或因果關係，讓讀者看到相關失眠問題的多樣性，而能更去重視整體的身心健康。

人在一生中有三分之一的時間在睡眠，在不同的生命階段中也有不同的睡眠現象與問題，作者在第三部分探討了各年齡階層常見的睡眠困擾。這是很棒的整理，讓這本書成為讀者在人生中必備的書，讀者可以有正確的知識去關心自己與親友在生命階段中的各種睡眠問題。

病人是醫師最好的老師，而病人也是自己的醫師。作者不僅在本書的前半段貼近民眾的睡眠需要，將睡眠的腦科學知識傳遞給讀者，在本書的後半段更系統地介紹了睡眠障礙的評估方式與治療方式。評估方式包括了醫師的診療、自評量表、客觀結構量表與各種睡眠儀器檢查，讓讀者可以由自己或專業人員在生活或醫療場域中做適當的評估。而作者在最後介紹了失眠的非藥物與藥物的治療方式，從失眠認知行為治療、光照治療到常見與新型態的安眠藥物，讓失眠的病人成為自己的醫師，可以依此與信任的醫師合作。

在公共衛生的概念中，健康促進是在疾病發生前要重視的事情，兩位作者將「好酒沉甕底」，以良好的睡眠習慣作為本書的最後章節。我相信這本書不僅是失眠病人的福音，更是現代臺灣人睡眠保養的一本好書，推薦給大家！

專文推薦6

重視睡眠問題
營造健康的睡眠環境

莊立邦 醫師
台灣睡眠醫學學會理事長
長庚醫院睡眠中心主任

身為台灣睡眠醫學學會理事長，我非常榮幸能為這本由鄔定宇醫師及梁惠雯女士所共同撰寫有關睡眠之《為何睡不好？原來問題在大腦》撰寫序言。在現今社會，睡眠問題日益普遍，影響著人們的身心健康和生活品質。這本書的出版，無疑為廣大讀者提供了一盞明燈，引導我們正確認識睡眠，改善睡眠品質。

睡眠的重要性

睡眠是人類生活中不可或缺的一部分，它不僅是身體修復的過程，也是大腦整理資訊、鞏固記憶的重要環節。良好的睡眠有助於：

- 提升免疫力，增強抵抗力
- 調節情緒，減輕壓力
- 增強記憶力，提高學習效率
- 維持體內平衡，減少慢性疾病產生

台灣睡眠現況

然而，現代人生活節奏快速，壓力大，加上3C產品的普及，

導致睡眠問題越來越普遍。根據台灣睡眠醫學學會的調查，臺灣成年人失眠盛行率高達 20%，相當於每 5 人就有 1 人有睡眠困擾。睡眠問題不僅影響個人健康，也對社會生產力造成負面影響。

本書特色

這本書以淺顯易懂的文字，結合生動有趣的案例，深入淺出地介紹了睡眠的科學知識，包括：

- 睡眠的生理機制
- 睡眠與健康的關係
- 常見的睡眠障礙
- 改善睡眠的方法

本書內容豐富，涵蓋了睡眠的方方面面，特別是針對不同性別及年齡層族群。不僅適合一般大眾閱讀，也對醫學從業人員有一定的參考價值。

推薦與期許

我誠摯地推薦這本書給所有關心睡眠健康的朋友們。希望透過本書的閱讀，大家能夠更加了解睡眠的重要性，掌握改善睡眠的方法，擁有健康美好的生活。同時，我也期許這本書能夠喚起社會大眾對睡眠問題的重視，共同努力，營造一個健康的睡眠環境。

無論有無睡眠困擾都應閱讀本書

楊建銘
國立政治大學心理學系特聘教授
國立政治大學睡眠實驗室主持人
台灣睡眠醫學學會監事

　　與鄔醫師相識多年，我們是共同推動台灣睡眠醫學的夥伴。在過去的睡眠醫學專業交流和大眾推廣中，鄔醫師始終展現出卓越的專業素養和無比的熱情。當得知他與醫療記者梁小姐共同出版《為何睡不好？原來問題在大腦》一書時，我充滿期待。果然，這本書沒有讓我失望，它以淺顯易懂的文字深入淺出地介紹了睡眠醫學的核心知識，讓人讀後獲益良多。

　　書中採用了問答的形式，解答了許多大家常常好奇的問題，例如：「腦神經衰弱是什麼？與睡眠有何關聯？」、「黑眼圈與失眠有關嗎？」、「什麼是鬼壓床？為什麼會出現？」等。它不僅基於實證研究給出科學的解釋，還提供了實用的建議。本書內容涵蓋了許多睡眠問題的解答，探討不同年齡層和群體所面臨的睡眠困擾，以及各類睡眠障礙的成因和治療方法，還介紹了最新的診斷工具和治療方式，讓讀者能更了解當前的醫療進展。此外，作者根據自身臨床經驗，融入了許多真實故事和案例，使讀者更易理解和共鳴。在這麼精簡的篇幅內能涵蓋這麼多內容，且不失專業，值得讚賞！

如果您目前面臨睡眠困擾，我推薦這本書幫助您「有病治病」，提供您就醫的指引；如果您目前沒有睡眠問題，這本書也能幫助您「無病強身」，可以根據書中的建議提升睡眠品質；若您的睡眠品質已經很好，先恭喜您！我仍然推薦這本書，因為它可以幫助您「長知識」，讓您對於睡眠科學、睡眠障礙，以及自己的睡眠有更多的了解！

> 作者序 1

良好睡眠為健康基石，
掌握「好睡」正確之道

／鄔定宇

　　在這個快節奏的現代社會裡，「睡個好覺」似乎變得越來越奢侈。根據衛生福利部的統計，臺灣約有五分之一人口受到失眠所苦，且這個數字還在持續上升中。更令人擔憂的是，研究顯示睡眠障礙與許多重大疾病都有密切關連，包括心血管疾病、糖尿病、肥胖症，甚至是阿茲海默症等神經退化性疾病。作為一位專門治療睡眠障礙與研究睡眠醫學的神經科醫師，我深知良好睡眠是「健康之本」，沒有好的睡眠，很難擁有健康的身心。

　　記得有一位年輕的媽媽，她在診間看診時忍不住哭了出來：「醫師，我已經三個月沒有好好睡過一覺了，我白天都沒有精神，情緒很不穩定，什麼事都記不住、也做不好。」她描述著漫漫長夜裡，每天躺在床上，眼睛直盯天花板，腦海中不停翻騰各種念頭，越想入睡人卻越是清醒。這種典型的慢性失眠，往往與大腦的過度喚醒狀態（hyperarousal）有關，入睡的困難、無法維持睡眠、睡眠深度不足等，都是影響一個人日間生活與精神狀態，以及大腦認知功能的關鍵因素。

　　睡眠是一個受到複雜神經內分泌系統調控的生理過程。我們的生理時鐘受到下視丘視交叉上核（SCN）的調控，而褪黑激素、腎

上腺素、皮質醇等荷爾蒙的分泌節律,都在其中扮演重要角色。近年來,科學家們更發現了睡眠對腦部廢物或有毒蛋白清除系統(又稱為膠淋巴系統)的重要性,這個發現對於「為何需要睡眠」提供了一個全新的解釋:睡眠是大腦進行「大掃除」的重要時刻,可以清除包括乙型類澱粉蛋白(beta amyloid)等有害物質,這些物質的堆積與各種神經退化性疾病的發生可能有著非常密切的關係。

我在取得神經科專科醫師資格後,有幸躬逢了全世界與臺灣睡眠醫學的快速發展期,除了開始鑽研睡眠醫學的浩瀚知識外,過去服務過的醫院長官規畫與支持下,先後在三家區域醫院與醫學中心帶領成立了睡眠中心,也因著經驗的累積,逐步探索到睡眠醫學的奧秘,同時充分了解這個領域的複雜性——必須有完善的軟硬體設備,包括先進的檢查儀器、專業的工作人員外,還需要網羅神經科、精神科、胸腔科、耳鼻喉科、牙科、心理師等相關領域的專家,才能組成最好的團隊,為廣大民眾提供完整且多面向的睡眠醫學服務。

然而,即使睡眠醫學發展迅速,正確的相關知識卻未必能有效傳達給大眾。以阻塞性睡眠呼吸中止症為例,這個至少影響全球約10億人口的疾病,在臺灣的診斷率和治療率都遠低於實際盛行率。許多人把打鼾當作家常便飯,殊不知這可能是嚴重睡眠呼吸中止的警訊,若不及時處理,可能增加心血管疾病、腦中風的風險。而對於失眠的治療,認知行為治療(CBT-I)已被證實具有良好的治療效果,也被證實與安眠藥同樣有效,但很多人仍習慣性地依賴安眠藥物,忽視了非藥物治療的重要性,顯示在臺灣的推行仍有許多困難需要克服。

寫這本書的初衷,就是希望能夠用淺顯易懂的方式,將睡眠醫學的重要概念帶給每一位讀者。書中特別著重解釋各種睡眠障礙的

病理生理機轉，包括失眠、睡眠呼吸中止症、不寧腿症候群、快速動眼期行為障礙等。我們也會探討最新的診斷工具，從簡單的睡眠日誌、活動記錄儀（腕動儀），到完整的多項式睡眠生理檢查，讓讀者了解這些檢查的目的和重要性。在治療方面，除了介紹各種治療選項的優缺點，也會分享如何建立健康的睡眠行為，以及何時需要尋求專業醫療協助。

特別值得一提的是，現代人的睡眠問題往往與生活型態密切相關。藍光暴露、不規律的作息、飲食習慣、運動時間等，都會影響我們的睡眠品質。書中將以實證醫學研究為基礎，說明這些因素如何影響我們的生理時鐘，以及如何做出適當的生活調整。我們也會各別討論各年齡層的睡眠問題，例如幼兒、兒童、青少年、婦女、銀髮族等，探討人生各階段容易遭遇的睡眠問題，提供好眠建議。

在臺灣，我們常用「睡飽了沒」來問候親友，可見睡眠之於健康的重要性早已深植人心。眾多的睡眠醫學研究已經證實，睡眠對於記憶鞏固、情緒調節、免疫功能都具有關鍵作用，充足的睡眠不只讓我們感覺精神飽滿，更是維持身心健康的重要基石。我非常期待這本書能夠幫助讀者重新認識並重視睡眠的價值，需要時找專精睡眠醫學的醫師一起討論，找回屬於自己的優質睡眠。

最後，要特別感謝在這本書籍撰寫過程中給予協助的所有人，包括我的病人們，是你們的故事豐富了這本書的內容，也因為與你們一次次的討論與反饋，讓我能更精準的治療下一個病人；感謝我的老師們，在我學習與研究的過程中不斷給我教導、鞭策與鼓勵；感謝台灣睡眠醫學學會、台灣神經學學會的會員與理監事們，謝謝你們讓我有機會參與學會運作，與許多睡眠醫學的重要推手們一起在臺灣推動睡眠醫學於各方面的發展，也讓我有機會在學會中與各

位先進們學習；感謝我的睡眠醫療團隊同仁，你們的專業見解為這本書提供了更多元的視角；感謝醫療專業媒體人及作家梁惠雯小姐同心協力、不厭其煩、鉅細靡遺的幾百次討論與共同撰寫，才可以讓艱深內容多了些人味與可讀性；感謝原水文化暨編輯部所有同仁，用心出版健康醫療系列的書籍，讓廣大民眾多了接收健康最新資訊的管道，同時也讓醫病溝通更加順暢；最後要感謝我的家人，在我寫作期間給予的無限支持與包容。

願這本書能成為你追求好睡眠的良伴，讓我們一起用科學實證的方法，重新找回優質的睡眠！

作者序 2

睡眠障礙不容忽視
需積極面對與處理

／梁惠雯

「日出而做、日落而息」是打從上古時代人類就依循的生活形態，然而隨著時代演進，現代人作息紊亂，加上生活壓力等因素影響，要睡個好眠似乎不是那麼容易，包括我自己，幾乎沒有一天睡沉過，每天早上起來精神不濟，即使睡眠時間算規律，但就是睡得極淺，很容易醒，年輕時還足以應付白天所需精力，現在卻常靠咖啡提神。

「妳這樣會猝死！」這是第一次在節目上遇到鄔醫師時，他給我的當頭棒喝。因為我一直以為自己的「淺眠」很正常，畢竟從小就這樣，我曾沾沾自喜跟別人炫耀說：「我都不用鬧鐘，爸媽叫一聲我就會自己起來，從不賴床」、「睡姿很固定，不會亂動，即使擠在床沿睡，我也能一覺到天亮，不會摔落」；然而行至中年，開始體會到力不從心，即使早上睡回籠覺，也沒有補到眠的感覺，白天有時稍微坐著一段時間就會想睡覺，誇張到連追個劇也能追到打瞌睡……。

記得有一次生病，醫師開給我的處方中含有鎮靜類藥物，服藥後意外驚覺，原來所謂的深層睡眠可以這麼深，一覺起來整個人「電量」飽滿，精神奕奕、神清氣爽（我平時的精神值大概只有20%吧），體驗到前所未有的感受，就「體感」而論，睡眠深度似乎就像「馬里亞納海溝 VS 海平面」般的巨大差距，此時我才知道，原

來自己長期以來的睡眠品質其實都是非常不理想的。

過去不曾正視過睡眠問題，主因是沒有意識到異常與嚴重性，殊不知這可能會連帶影響到情緒、記憶力、罹患種種慢性病等，因此在鄒醫師敲響警鐘後，我去做了人生第一次的睡眠檢查（量測出來的「入睡後清醒時間」增加，果然就是個淺眠人），也決定和鄒醫師共同撰寫這本關於睡眠的書籍，希望能讓更多人了解相關知識，並重視睡眠對健康的影響。

失眠已是現代常見的文明病，根據健保署統計，2021年國內失眠就診人數逾400萬人，平均每五人就有一人因睡眠問題而就醫，台灣睡眠醫學學會調查也顯示，有高達19.5%的民眾對自身睡眠滿意度表示不滿意和非常不滿意，而有失眠症狀的比例，更從疫情前的42.9%上升至59.7%！看到這些數據，你該相信自己並不孤單，有睡眠困擾或障礙應該尋求正確醫療，放著不管最後帶來的健康損失絕對更大。

鄒醫師是神經學和睡眠醫學方面的專家，他從腦功能細細解釋和睡眠生理的關係，讓讀者理解睡眠機制，以及醫學如何處置睡眠障礙問題。常言道「一天有三分之一時間是在被窩裡」，睡不好真的是人生大事，而醫學持續進步，我們應有更多信心，不論是藥物或非藥物治療，目前都有很多方法可以應用且具安全性，國內許多醫療單位也都設有睡眠中心，提供完善的門診服務與檢查，希望民眾不再諱疾忌醫。

感謝原水文化支持本書出版，造福廣大讀者，更謝謝鄒醫師在忙碌的看診、教研事務中，抽出相當多時間，與我一起撰寫內容，這本書有完整相關資訊，同時淺顯易懂，能幫助大家吸收知識，當然最終目的是找到與「周公」共處的好方法，不再視床鋪為畏途。

PART
1

臨床常見
睡眠問題 Q&A

01 臨床常見睡眠問題 Q&A

Q 睡不好跟個性有沒有關係？

A 人格特質分類有很多型態，以 1959 年兩位美國醫師所提出的「A 型人格（type A personality）」和「B 型人格（type B personality）」為例，「A 型人格」具有積極進取、注重細節、較為緊張敏感、凡事求好、一絲不苟等特質，這樣的人在求學、就業時較容易取得成功，但也因為性格追求完美與「零失誤」，相對會感受到壓力，而經常處於焦慮的狀態。

「B 型人格」在許多方面與「A 型人格」相反，B 型性格的人個性比較隨和、悠閒，所以同樣一件事，「B 型人格」者能夠放鬆、簡單應對，但「A 型人格」者卻是一點小事就會受到影響，像是隔天有活動或是要跟某人碰面之類的，前一晚就會掛心睡不好，很容易因近期或隔天的事情造成失眠。

在「失眠 3-P 理論」註1 中，造成失眠有三大因子：「前置因子（predisposing factor）」、「誘發因子（precipitating factor）」和「持續因子（perpetuating factor）」。第一個「前置因子」指的是造成失眠的先天因素，人格特質就是其中之一；第二個「誘發因子」指的是引起失眠的事件，如

我們前面所說的一些突發變動、生活要事等，影響了睡眠；第三個「持續因子」，則是讓失眠狀態延長、甚至演變成「慢性化」的因素。

由此可知，如果有容易焦慮的特質，先天上就比較難睡好（前置因子），若再加上遇到事情會很在意，並且努力想改善，這樣的性格，反而會讓失眠問題雪上加霜──**越用力想睡、越睡不著**，越想努力、堅持矯正，卻往往適得其反（持續因子），這是失眠問題的特性，當然也跟個性有直接相關。

女性比男性容易睡不好？

台灣睡眠醫學學會在 2017 年曾經做過一項調查，國內女性與男性慢性失眠的比例分別是 13.9% 和 8.6%，等同罹患慢性失眠的女性比男性高出 1.62 倍！其中值得注意的是，10 年前後相較，女性失眠比例明顯攀升──在 2006 年，女性與男性慢性失眠分別是 13.2% 和 9.9%，危險比（risk ratio，兩群組對照的相對發生風險）為 1.33；2017 的資料則顯示，女性升高至 13.9%、男性降至 8.6%，危險比增至 1.62。

性別和睡眠的關係很早就被觀察到了，從國內外許多研究顯示，女性罹患失眠症的機率比男性大約多了 40%[註2]。最主

註1：1991 年，美國學者斯比爾曼（Arthur J. Spielman）等人提出探討長期失眠的病因理論。

註2：可參見 J Womens Health (Larchmt). 2014 Jul 1; 23(7): 553–562.

要有幾個原因，首先是內分泌影響，包括每個月的生理期、孕期、停經之後的更年期等，因荷爾蒙變化造成身體不適，進而對睡眠造成干擾。

其次，女性一生面臨角色上的轉換多於男性，從女孩轉為女人，到進入婚姻成為配偶、媽媽、婆婆等，不同的角色變更會面臨不同程度的壓力，若是職業婦女，就還要再加上工作職場上的壓力，處境比男性艱難得多，而大環境相對又對女性有更多的社會框架和要求，在在都是讓女性難以保有良好睡眠品質的原因。

當然，從心理和性格層面來看，女性亦較男性敏感、細膩，情緒上的起伏和波動，或是在遭遇壓力時出現的焦慮，連帶都會影響到睡眠狀況。

腦神經衰弱是什麼？和睡眠有沒有關係？

許多人可能曾經聽長一輩的親友會說，失眠原因就是「腦神經衰弱」！在醫學上其實沒有這個疾病名稱，比較接近的是心身症或自律神經失調。

所謂的心身症是指由心理因素引起，導致身體出現一些焦慮、憂鬱等不適症狀，常見有頭暈、頭痛、感覺異常、心悸、盜汗、喘不過氣等，失眠也是其中之一。

這類疾病有個特徵是，症狀會時好時壞，通常和當下遭遇到的壓力有關，壓力大的時候問題就出來了，當壓力減除，身體的不舒服也就跟著減輕。由於症狀表現廣泛，患者常會

在各個不同科別看診（如頭痛頭暈看神經科、心悸胸悶找心臟科、肢體麻痛就找復健科等），但偏偏做了相關檢查卻又都「正常」，許多患者因此變得更加焦慮……。

我經常遇到這樣的病人，確實會有一些診斷上的難度，因為患者通常缺乏「病識感」，總是一再要求做更多檢查，不然「無法相信自己沒病」，在病情解釋上需要花一些時間做說明及說服，不然就會繼續 hospital shopping 或 doctor shopping（不停換醫院或換醫生看病）。

有心身症或自律神經失調困擾的人，其人格特質顯示對壓力的調控較為敏感，因此容易出現失眠問題或合併有其他症狀，但只要願意配合醫師，透過藥物幫忙緩解症狀，並定期回診追蹤，治療還是能看見成效。

Q 睡眠有黃金時段？作息規律有助維持睡眠品質？

A　中醫理論中，認為在「子時（23 時至凌晨 1 時）」前入睡最好，說子時是經脈運行到肝、膽的時間，熟睡能讓肝膽獲得充分休息，如果該睡的時間不睡或熬夜的話，就會「傷肝」（指肝膽得不到充分休息），可能出現口乾口苦、冒痘痘等「肝火旺」症狀。

在西醫來說，過去一般認為，不參與輪班、長期做夜班工作的人，應該不會有生理時鐘混亂的情況，睡眠比較不會受到影響；但近期研究發現，長期夜班工作的人，即使不參與

輪班，仍會有睡眠長度偏短問題，導致「睡眠債」的累積，一旦睡眠恆定系統被破壞，造成睡眠週期（sleep cycle）混亂時，就有可能出現工作表現下降及影響工作安全的狀況。

因此工作上必須配合輪班的人，要避免影響睡眠品質，建議可以掌握以下幾個原則：

1. 順應生理週期

不同年齡層有不同的睡眠相位（sleep phase，詳見下頁說明框）移動特徵。年輕人普遍是延遲型（delayed sleep phase），入睡時間和起床時間平均晚於一般人，也就是「晚睡晚起」的狀態，而老年人是前移型（advanced sleep phase），入睡時間和起床時間平均早於一般人，也就是「早睡早起」，吃完晚飯沒多久就想睡，早上又很早就清醒。

因此，順應自身狀態來排班，比較不會造成生理週期的混亂，例如，輪班工作者多半為青壯年，睡眠相位大多屬於延遲型，若以三班制的班表排法，建議採「順時鐘」方式：「白班（上午8時至下午4時）→小夜班（下午4時至凌晨0時）→大夜班（凌晨0時至隔天上午8時）」，之後休息個兩、三天，再接另一個循環重複輪起。依此順序對生理週期的干擾較低，比較不會出現「上班的時候想睡、該睡的時候又很清醒」的困擾。

2. 班表盡量固定

人體有所謂的節律性，且調整需要時間，就像剛搭完長程飛機，回國後要調時差一樣，可能需要一、兩個禮拜才調得

各種睡眠相位

睡眠相位指的是身體依據晝夜節律變化，形成的週期性改變。

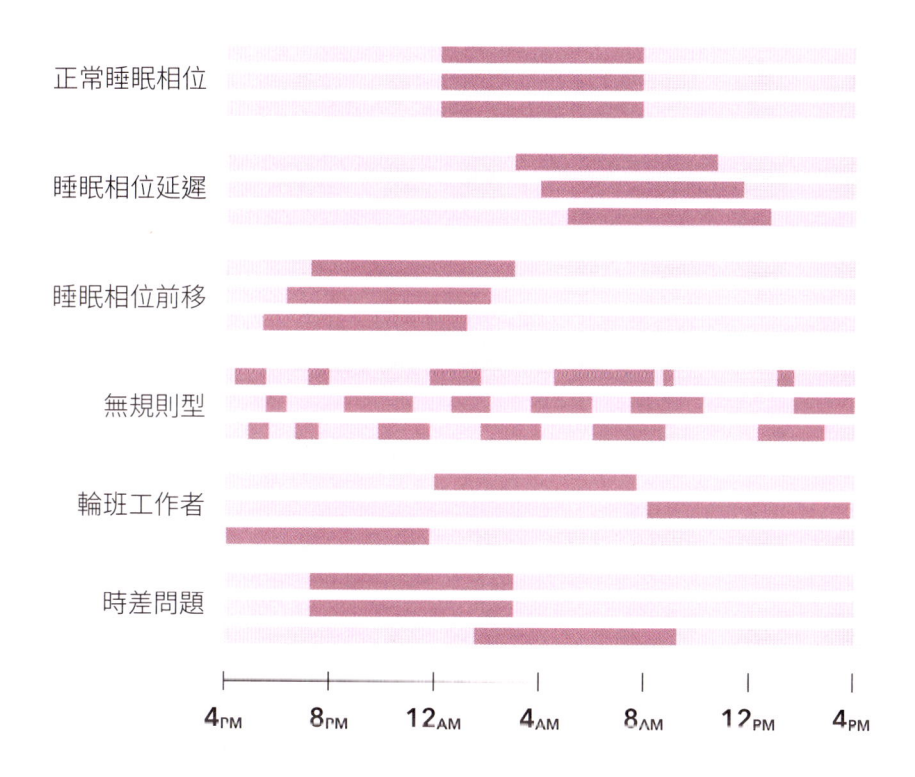

相位類型	時間分布
正常睡眠相位	
睡眠相位延遲	
睡眠相位前移	
無規則型	
輪班工作者	
時差問題	

時間軸：4PM　8PM　12AM　4AM　8AM　12PM　4PM

說明： 圖表中顏色較深的部分代表睡眠時間，正常成年人的睡眠相位應該固定，即每天固定時間睡覺、固定時間起來從事各項活動。有的人睡眠相位可能「往前」（早睡早起）或「往後」（晚睡晚起）挪動，有的人則是毫無規則，相當混亂。

至於輪班工作者則因睡覺時間跟正常生理時鐘搭配不上，所以產生睡眠中斷的情形；而跨時區旅行通常也會帶來相位的突然改變（時差），需要一段時間才能逐漸調整回來。

過來，回歸正常。倘若是快速的輪班，兩、三天就變動一次，這樣對睡眠的干擾就會很嚴重，如果能夠持續個一至兩週再作調整，對身體來說較能夠適應，也比較不傷身。當然，能夠固定上同一個時段，採「包班」方式會更好。

所以老闆們在規畫員工班表時，考量生理需求，用更人性化的方式調度，讓員工獲得充足適當的睡眠，工作效率自然能夠提升；而學生們不要在寒暑假或放長假時，任意讓作息紊亂，以免久了調不回來，影響到健康與學習成效。

Q 日夜顛倒很傷身？

A 長期日夜顛倒如前所述，確實會影響睡眠的健康及工作的表現與安全，另一個比較大的問題是，和外界的作息不同容易影響睡眠品質，例如，夜班工作者早上下班後，必須在白天補眠時，當下環境可能會有許多噪音或光線干擾，得要想辦法避免或減弱。

針對有這類需求的民眾，有一些工具可以幫忙，像是睡覺時戴上眼罩或耳塞（因人而異，有些人用了反而睡不好），或是播放輕音樂、使用「白噪音機」來覆蓋環境噪音等。

此外，還建議可以**在回家路上戴上墨鏡，目的是讓大腦進入「準備入睡」的運作**，避免過多的光線暴露抑制了褪黑激素（melatonin）的產生。褪黑激素是由大腦松果體（pineal gland）分泌的一種荷爾蒙，在接近黃昏的時候會開始增加分泌，並在夜裡達到高峰，直至早晨醒來之前，褪黑激素濃度

再逐漸下降，就像臨床上，醫師在必要的時候也會開立褪黑激素給病人，幫助調整睡眠節奏，但民眾不宜未經過處方，自行購買服用。

Q 很多人怕午睡成習慣，累了也不敢睡；老人家怕午睡會導致晚上睡不著而硬撐……，午睡到底是好是壞？

A 午覺是一種社會習慣，在亞熱帶國家似乎比高緯度國家常見，沒有一定必要性，若小睡一下能夠幫助提升下午時段的精神，沒什麼不好，唯一要注意的是午覺時間不要睡太久。

睡眠分為幾個週期，由半睡半醒的第一期，循序進入淺睡的第二期，再進入深睡的第三期，之後進入 RME 快速動眼期（rapid eye movement，又稱做夢期），整晚睡眠會有四到六個這樣的循環週期，平均每 70 至 110 分鐘循環一次。所以午覺最好不要超過一個小時，避免進入太深度的睡眠，以免在睡醒時可能會有更倦怠的感覺。

比較適合的午覺長度是 30、40 分鐘，也就是睡到接近第二期、還沒到第三期時就醒過來，這樣的「充電效果」會最好，倘若進入第三期或是等做夢期才醒來，會有一段時間感到「睡了反而更累」。

另一方面，腦中有一種名為「腺苷（adenosine）」的神經傳導物質，和睡眠的驅動及調控相關，它能促使人感覺疲勞，當我們白天清醒的時候，adenosine 持續累積，增加大腦對睡眠的需求，且隨著清醒時間拉長，睡眠的驅動力就愈強（咖啡

因 caffeine 就是透過抑制「腺苷接受器 adenosine receptor」達到幫助維持清醒的作用）。而午睡會造成 adenosine 的運作中斷，睡醒之後 adenosine 再重新蓄積，但時間長度卻不足，使得睡眠驅動力大為減低，導致夜間不容易入睡。

因此，為了避免影響夜晚的睡眠品質，午睡需要拿捏，不要睡得太久或是太接近晚上才睡，是比較適當的。

Q 多少的睡眠才足夠？睡滿 8 小時就沒問題？

A 睡眠需求每個人不一樣，這是一種主觀認定，就像食量一樣，有些人多、有些人少，自己覺得足夠就好。

平均而言，多數成人的睡眠時間長度約為 7 至 8 小時，然而**睡眠時間長短並不是重點，更重要的是睡眠品質是否夠好，或者是否影響到白天的功能**，若日常生活、職業與家庭功能都不受影響，即使只睡 6 個小時也算夠。相反的，倘若一個人雖有睡滿 8 小時，但入睡時間卻長達 1.5 小時（一般約 10 至 20 分鐘），那麼實際「沉睡」的時間僅約 6.5 小時，或者整個夜晚睡睡醒醒、多夢、淺眠等，這類情形我們仍會認為是睡得不好的，若每周有超過三天以上且時間持續超過三個月，即符合慢性失眠的診斷。

理想睡眠牽涉到許多環節，除了適當時間長度外，也包括品質上的連續性和深度。睡眠的「質」和「量」必須兼具，才能確保清醒時的精神飽滿，生活、職業、家庭功能等各方面都能正常運作。

睡眠時間長度

睡得太久或太短都不好，美國國家睡眠基金會（The National Sleep foundation, NSF）根據不同年齡層的睡眠需求，提供睡眠時間長度建議，以此可觀察到，隨著年紀增長，睡眠時數會漸減。

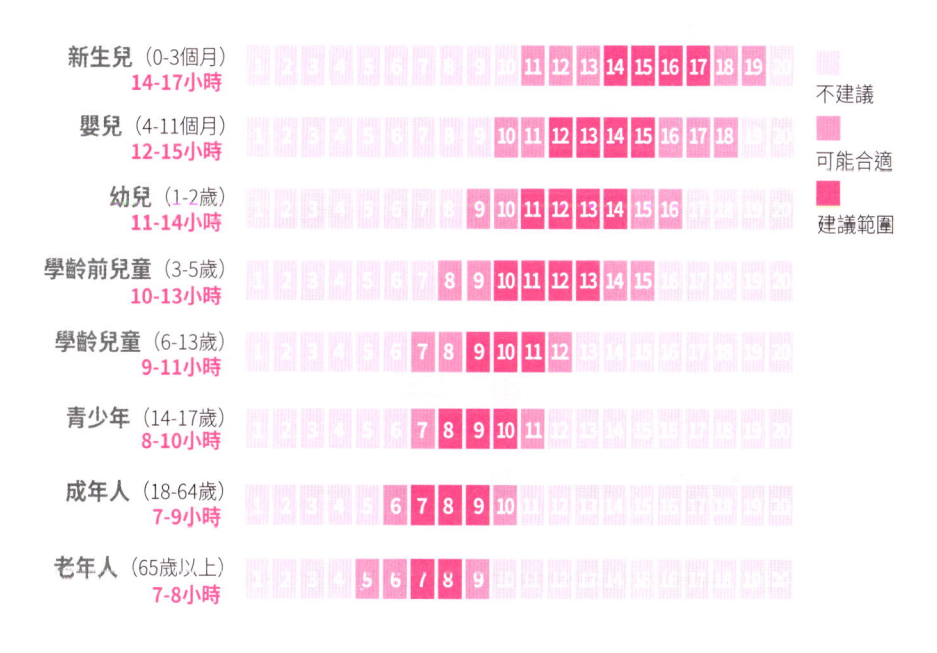

年齡層	建議睡眠時間
新生兒（0-3個月）	14-17小時
嬰兒（4-11個月）	12-15小時
幼兒（1-2歲）	11-14小時
學齡前兒童（3-5歲）	10-13小時
學齡兒童（6-13歲）	9-11小時
青少年（14-17歲）	8-10小時
成年人（18-64歲）	7-9小時
老年人（65歲以上）	7-8小時

圖例：不建議／可能合適／建議範圍

資料來源：Hirshkowitz M, et al, National Sleep Foundation's sleep time duration recommendations: methodology and results summary, Sleep Health (2015).

不過，在過去的一些研究中，睡眠時間過短或過長，確實可看到會對「預期壽命」有所影響。有許多研究指出，**睡得太少（少於 6 小時）或睡得太多（超過 9 小時）的人，死亡率都高於平均睡眠在 7 至 8 小時的人**，例如亞洲世代研究聯盟（Asia Cohort Consortium, ACC）就曾以「東亞人群睡眠時間與死亡率之間的關係」為主題進行研究[註3]，收集包括臺灣、中國、日本、新加坡和南韓等五個東亞國家，共計 32 萬 2721 名成年人（平均年齡為 54.5 歲），為期長達 14 年的追蹤調查。

研究中，將睡眠時間分成 6 組，包括：5 小時或以下、6 小時、7 小時、8 小時、9 小時和 10 小時或以上，由參加者自行報告睡眠時間，結果發現：綜觀心血管疾病、癌症及其他各種死亡原因，**不論男、女，睡眠時間為 7 小時的死亡率最低；睡眠時間為 10 小時或以上的，死亡率最高**[註4]。

女性睡眠時間長度與死亡風險值

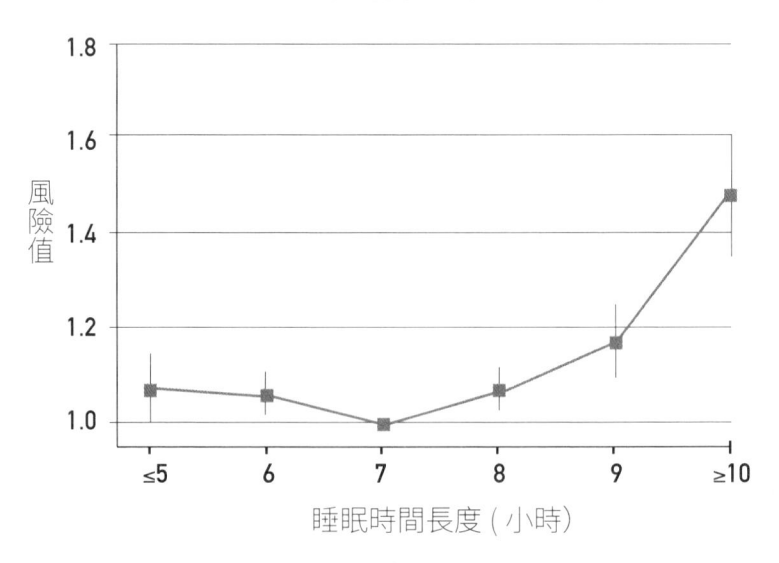

男性睡眠時間長度與死亡風險值

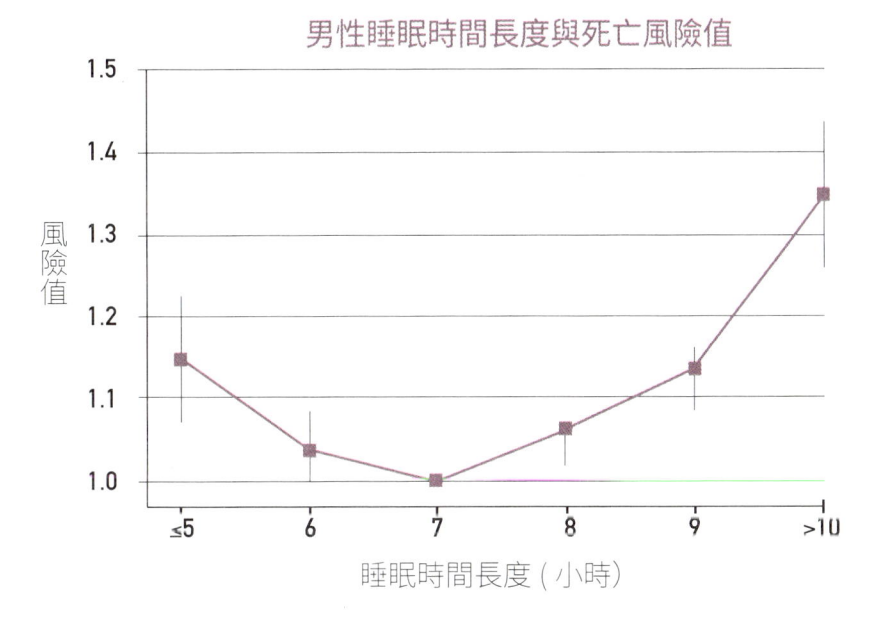

然而，睡眠時間長短和預期壽命之間的關係，目前無法確定哪個是因、哪個是果，只知道兩者間有關連性。舉例來說，假使個案本身罹患某些疾病導致身體虛弱，而需要較長時間的睡眠，其壽命的減少可能根源於疾病，不一定是睡眠時間長所導致，而這只是當中一種可能性，其餘未知的部分，尚待更多深入研究。

註3： 該研究發表於《美國醫學會雜誌》（The Journal of the American Medical Association, JAMA）：JAMA Netw Open. 2021 Sep 1;4(9):e2122837. doi: 10.1001/jamanetworkopen.2021.22837.

註4： 研究以睡7小時為基準進行比較，在男性部分發現，睡眠時間比7小時再增加1、2、3個小時，死亡率將分別增加9%、18%、43%；若睡不足5個小時，死亡率也會增加16%。女性部分，睡眠時間不論多於或少於7小時，死亡率都會增加，特別是睡眠時間為8小時、9小時者，心血管疾病死亡風險出現顯著增加，睡10小時或10小時以上者，則會增加女性癌症死亡風險。

Q 黑眼圈跟失眠有關？

A 眼睛下方出現「黑眼圈」有兩個主要成因：

1. 色素沉積。這部分大多與先天基因因素有關，如人種、遺傳等，或本身有過敏體質，因在眼鼻處感到搔癢，經常性的揉、擦，導致膚色變得暗沉。有時臉部保養品的過敏刺激，或不正確的卸妝方式，也會造成眼下色素沉積。

2. 血液循環不佳。眼睛四周皮膚較薄，所以很容易顯「黑」，一般像是老化，皮膚變更薄，皮下血管顏色透出，皮膚表面看起來就是「黑黑的」（年紀漸長，隨著組織結構的鬆弛、萎縮，只要一、兩天沒睡好，黑眼圈就會很明顯）；其餘則是在用眼過度、疲累或失眠時，眼周血液循環差、靜脈充血等，導致出現黑眼圈。

比起前述色素沉澱的原因，眼部血液循環不佳者，只要作息改善，就有可能消除。建議平時可多熱敷，來增加眼部血循，改善「黑輪（台語）」。

Q 真的有美容覺？

A 不論東、西方都有美容覺（beauty sleep）的說法，實際上，睡眠品質確實會影響膚質。長期睡眠不足會加速皮膚老化，出現乾燥、暗沉、長痘痘、皺紋等肌膚問題，此外，還有一個影響是在激素的部分。

人在睡眠時有一些激素會出現分泌高峰，特別是褪黑激素和生長激素。褪黑激素有抗氧化效果，本身就是很好的抗老

因子，當睡眠充足時，褪黑激素會分泌很多，可幫助人體對抗老化，而生長激素不只是影響兒童生長（身高及各種身體機能的發育）的重要關鍵，對成年人來說，也具有更換老舊細胞、延緩老化、修復受傷的細胞等攸關身體機能回復的重要功能。

換句話說，褪黑激素和生長激素是對抗老化的「利器」，要睡得好、睡得深，讓這些激素充分發揮作用，自然就能「越睡越美」。

Q 補眠補得回來嗎？

A 「睡眠債」可以還，但要付不少「利息」，不僅還起來很困難，也不能讓你「預存」──想說後面要熬夜了，前面先多睡起來預備，這做法是沒用的。

根據一篇 2016 年刊登在《科學報告》（Scientific Reports）的研究[註5]指出，**每少睡 1 小時，約需補眠 4 天才能讓身體機能恢復先前狀態**，也就是說，長期失眠或熬夜所欠下的「睡眠債」，之後還債時數並非是 1：1，而是得花近百倍「利息」才補得回來。（這麼說，應該就是高利貸了吧！）

另一個在波蘭的研究[註6]，邀集了 23 人參與、連續觀測 21 天，受試者在前 4 天維持正常作息，並取得其原有生理相關數值，之後 10 天進行睡眠控制，讓每個人依個人需求減少

註5：Sci Rep. 2016 Oct 24:6:35812. doi: 10.1038/srep35812.

1/3 睡眠時間（即每天均少睡 2 至 3 小時），最後 7 天則不限制睡眠時間。實驗期間分別針對受試者的反應能力、腦波、認知功能等進行監測與觀察，結果發現，在睡眠控制的 10 天期間，所有項目均出現惡化，之後即使不限制睡眠時間，除了反應力稍有回升外，其他數據均顯示未能完全恢復。

由此可知，當我們在經歷一段時間的睡眠不足後，身體功能確實會受到明顯影響，就算後來重新回歸正常作息，大約一週內都難以回復原先的機能與狀態。也就是說，一旦沒睡好，必須花費很長的時間才能恢復！

此外，有更多研究顯示，長期不規律的睡眠作息，日後可能衍生慢性疾病，也會增加癌症與精神疾病的風險，例如：

- 2017 年美國睡眠醫學會的研究發現，每 1 小時的「社交時差」（指平常睡得少、假日睡得多的狀態）將提高 11% 心血管疾病的罹病風險。

- 2019 年科學期刊《當代生物學》（Current Biology）指出，睡眠不足會降低「胰島素敏感性」，增加罹患糖尿病的機會；週末補眠不但無法恢復原來的狀態，還會使胰島素敏感性變得更差，有不良影響。

- 《美國醫學會期刊：精神醫學》（JAMA Psychiatry）研究發現，活動量與作息改變，關係到躁症的發作；睡眠作息變

註 6： Ochab JK, Szwed J, Oleś K, Bereś A, Chialvo DR, Domagalik A, et al. (2021) Observing changes in human functioning during induced sleep deficiency and recovery periods. PLoS ONE 16(9): e0255771.

化，也是躁症、憂鬱症、思覺失調症等精神疾病病情發生變化，或治療期間的重要指標。

因此，為了健康著想，應盡可能的維持正常作息，避免生理時鐘混亂，之後帶來更多問題，要花更多時間去調整。

倘若有需要補眠，建議作法是不要一次「還」太多，採「分期付款」方式為佳，每次補眠多睡個 2 小時就好，入睡容易的人可比平時提早 2 小時先上床睡覺，入睡困難的人則延後 2 小時再起床（或睡眠前、後加總約 2 小時亦可），不宜一次補眠超過 2 小時，以免破壞生理節律，睡再久、睡眠品質也不會好。

Q 什麼是鬼壓床？為什麼會有鬼壓床？

A 許多人都有「鬼壓床」的經驗，意思是指在睡覺期間意識已清醒，身體卻動彈不得的狀態，醫學上正式名稱為「睡眠癱瘓」或「睡眠麻痺」（Sleep paralysis），過去統計有接近 8% 的人遇到過。這種「異象」發生的時候會讓人感到相當驚恐，感覺像是被無形的「鬼」壓住一般，看得到、也聽得到周遭事物，身體卻無法受控，甚至可能出現幻覺，而且還會持續好一段時間才能「解凍」，恢復正常活動。

「鬼壓床」的現象在醫學上是可以解釋的，主要發生在睡眠週期中的「快速動眼期」，這個階段肌肉會完全鬆弛，目的是為了保護身體，避免活躍的大腦還在消化白天的「動作記憶」（或做夢時），而肌肉動作沒有被阻斷，如此可能會使人在睡

夢中直接做出肢體動作，恐造成自己或身邊的人受傷。

這個「動作阻斷」機制，可以把它想成是控制肌肉的「開關」，在睡覺的時候關閉肌肉動作，然而此時如果遇上大腦已經先清醒，但肌肉控制沒有被開啟，就會出現「鬼壓床」的情形。簡單來講，其實就是腦部和肢體動作沒有同步所出現的現象而已，與靈異現象完全無關。

「鬼壓床」有幾個好發族群：

- **長期睡眠剝奪的人**：如經常熬夜者，因睡眠週期轉換不穩定，會在不該醒的時候醒過來，肌肉抑制卻還在，導致可能出現「鬼壓床」。

- **日夜輪班工作者或有時差問題者**：如空勤人員，同樣常因睡眠週期紊亂，而有睡中異常。

- **原本即有睡眠疾病者**：如猝睡症患者，「鬼壓床」為必要症狀之一，甚至天天出現並合併幻覺。

- **有心理問題或疾病者**：焦慮症、恐慌症、憂鬱症、創傷後壓力症候群等病人，較容易出現睡眠癱瘓。

惠雯觀察筆記

這類患者是否可能因為用藥關係，導致出現「鬼壓床」症狀？

鄔醫師告訴你

有可能，但是機會很少，大多數為非藥物因素。

- **酒類和咖啡因過量攝取**：酒精和咖啡因均會造成睡眠週期的干擾，阻止人體進入深層睡眠，因此應少量攝取，否則將提高鬼壓床的發生機率。

一般來說，睡眠不足或睡眠品質不佳者，較容易出現生「鬼壓床」，除了盡量維持正常作息、固定睡眠時間與長度外，有時也和日常身心壓力有關，建議可以透過培養興趣、嗜好，或是運動等方式紓壓，對減少「鬼壓床」能有所幫助。

Q 睡眠中為什麼會有動作？什麼是睡眠運動障礙？

A 睡眠中當然還是會有動作，因為睡覺並不是「昏迷」，只是需要有一定強度的刺激才會醒過來，就像在睡覺時肢體被壓到，太過痠、麻時，很自然就會翻身或清醒一樣。

但如果睡眠當中出現的動作太多、太奇怪，或是有出現傷害行為，就可能涉及「睡眠運動障礙」。輕微的像是夢遊、磨牙、說夢話等，較嚴重的就是「快速動眼期行為障礙」，這和前述問答提到的「睡眠麻痺」正好相反，起因是睡眠時「肢體動作未被阻斷」，導致在睡覺當中，肢體運動真正的表現出來，過去就曾發生過，有人因睡眠運動障礙而打人、跳樓，甚至國外還有殺死枕邊人的案例。

此外，有一些睡眠障礙疾病也會在睡眠中出現異常肢體動作，例如「不寧腿症候群（restless legs syndrome, RLS）」，從睡眠檢查可發現，患者在睡眠中腳會抽動、動個

不停,又如「異睡症(parasomnia)」患者,會在睡眠中發生不如預期的動作、行為、感覺等,表現為一種混和睡眠與清醒的狀態,可能會在睡夢中突然坐起、大聲尖叫,或者起來到處遊蕩,甚至開車出門,醒來後發現自己睡在路邊;也有人因為對床伴拳打腳踢,被家人帶來就醫。

異睡症和夢遊行為大部分和腦部發育不成熟有關,所以常見是在小孩或青少年階段,隨著年齡漸長,自然就會改善,不必特別處理。

「異睡症」在「非快速動眼期(non rapid eye movement, NREM)」與「快速動眼期」兩階段均有可能發生,如果是前者,對於行為的發生本人可能完全無意識,如果是後者,此階段的腦波是活躍的,自身會知道發生了什麼事,可感覺到、也能清楚描述過程。

睡眠中出現的動作異常,倘若無傷大雅就比較沒關係,但如果情節較嚴重,就需要接受治療(如使用鎮靜類藥物幫忙),也必須注意睡眠環境的安全性問題,像是在床邊加裝護欄、移走危險物品,或是將床的高度下降、在地面放置軟墊等,以免發作時造成危險。

值得注意的是,「快速動眼期行為障礙」的「異睡症」病人,有時還要考量可能是大腦退化性病變的前趨症狀!患者在出現症狀 10 年、20 年後,有可能會出現巴金森氏症(Parkinson's disease),兩者之間其實是有關連性的,如果多加注意與觀察,就有機會早期發現這些可能的退化性疾病。

另外，睡眠當中出現的異常動作也有可能是其他疾病所導致，例如有些癲癇患者只在夜間發作癲癇，白天卻完全沒有，此時有可能會被誤以為是異睡症。因此仍建議民眾，有出現睡眠動作障礙或異常還是需要就醫，由醫師進行相關檢查與診斷，才能找出真正原因。

睡不好跟寢具有關？寢具選擇的關鍵考量？

和睡眠最直接相關的寢具就屬枕頭、床墊和棉被了。在選擇上相當具個人獨特性，也就是說，每個人有每個人不同的感受和差異，沒有一定標準，前提是在使用時能夠「睡得舒服」。

當然，有一些建議的大原則，例如：枕頭和床墊都和個人身形密切相關，需要有足夠支撐力，不能過軟或過硬。在材質上，以透氣、抗菌、可防塵蟎者為佳（枕頭要能清洗較理想，且最多使用兩年一定要更換）。

還有其他幾個考量重點：

1. 枕頭

- **高度**：一般約為 10 公分左右，但是對於較胖、後背部較有肉的人，應要選擇高一點的枕頭，避免支撐不足；而身形較瘦的人，可以考慮選略低的枕頭，才不會在平躺時，造成脖子往前折的不舒服，甚至影響呼吸道。

  在檢視時可留意，枕頭高度和頭頸部是否貼合，如果躺下時，脖子的地方出現鏤空，即表示枕頭高度不合適，欠缺支撐效果，睡醒之後可能會出現肩頸痠痛問題。

- **寬度**：約為頭部寬度的三倍左右，因為睡覺時會側翻，枕頭左右必須要有足夠的空間，才不致落下。
- **重量**：不宜太輕，以免睡眠時移位。

2. 床墊

- 支撐性為最主要考量，體重較重或是年齡較大的長者，適合偏硬的床墊；體重較輕或年輕族群則適合偏軟的。
- 試躺時可觀察脊椎的型態，若和站立時的樣態接近才是適合的床墊。

3. 棉被

- 重量需適中，過輕的會沒有覆蓋感，過重的會感到壓迫。

鄔醫師告訴你

　　市面上的寢具產品琳瑯滿目，相當多樣化，而隨著製造技術進步，有各式新研發的機能與材質提供選擇，像是有些枕頭屬於記憶枕（能依個人頭形及頸部「塑形」，以適當填充頸部與肩膀間的空隙），或是做成中間低、兩側高的「凹形枕」等，讓頭頸部有更好的支撐效果等。

　　床墊的部分也有許多創新材質，如以 3D 立體空氣編織的床墊，強調透氣、可水洗，也有裝置在床墊內的水冷膠，來維持睡眠時的冰涼舒適等；棉被則有一些「重力被」或「石墨烯被」等都是比較新式的商品，前者利用特殊材質刻意加重，給身體一些壓力，讓使用者有被擁抱的感覺，加強安全感，可幫助神經放鬆、壓力減輕、降低焦慮，不過對有些人來說可能過重，反而會感到壓迫、呼吸不順。而石墨烯可釋放遠紅外線，對促進循環有幫助，適合中老年人或有慢性疾病者使用。

　　挑選寢具最重要的是「適合自己」，因此民眾在購買時，最好要在現場試躺個 10 至 20 分鐘，以確認使用上是否舒適，畢竟不論枕頭、棉被或床墊，都是長期使用，影響深遠，謹慎一些才不致影響身體健康。

Q 什麼樣的睡眠姿勢比較好？

A　睡眠姿勢不外乎正睡（仰躺）、趴睡和側睡，比例上，多數人習慣側睡（約 6 至 7 成），其次為正睡（約 3 至 4 成）、趴睡的占相當少數（少於 5%）。

1. 正睡

通常是最放鬆的姿勢，身體和肩部不會受到拉扯或壓迫，但肥胖者或有呼吸中止症的患者不適合，因為仰躺會造成舌根下沉，比較容易擠壓到舌根後方的呼吸道而影響睡眠，所以這兩族群建議採側睡，以避免呼吸道阻塞（可使用側睡枕或側睡床墊，防止翻身）。

2. 側睡

分為左、右側躺，兩者相較，右側躺優於左側躺，主要考量幾個重要器官的位置及機能。首先是心臟，由於心臟位在人體偏左處，左側躺對心臟及附近的主動脈壓迫較大，會增加心臟負荷，右側躺的話，心臟部位比較「輕鬆」、舒服。其次是肝臟，肝臟位於偏右側，採右側躺肝臟的血流較充足，對於肝臟的排毒、解毒、新陳代謝等功能會有幫忙。

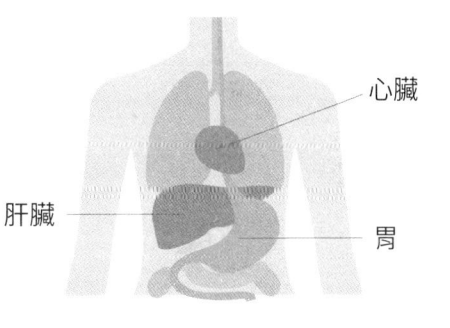

此外還有胃。胃的形狀是像「腰果」那樣的一個囊袋，彎彎的、下方出口在人體右側，若朝右側躺，胃會比較容易排空（裡頭的胃液、食物等，較容易往下跑，不會淤滯在胃部），

胃　胃酸

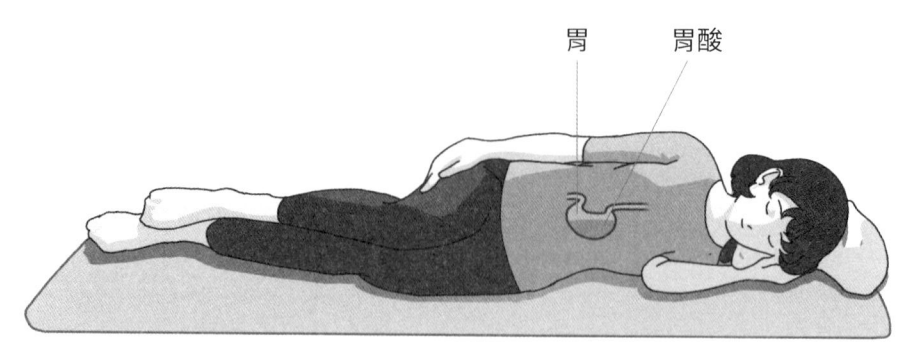

▲左側躺時，胃液及胃裡的食物易淤滯在胃部，不利消化。

可促進消化。

　　右側躺的好處多於左側躺，但有些族群卻不適合，例如：孕婦，供給胎兒的血流是從胎盤靜脈接下腔靜脈，再回流到媽媽的心臟，所以右側躺的姿勢會壓迫下腔靜脈，影響到胎盤的血流，建議孕婦採用左側躺，讓胎兒得到較好的血液循環。

　　胃食道逆流患者也要注意，胃的上方開口朝右，右側躺時，逆流的胃酸會往食道跑，出現「火燒心（胸口灼熱感）」等症狀，左側躺的話就比較能減緩不適；或者在頭部與上背部的位置放條被毯，以墊高上半身高度的方式來改善，同時也能減少胃酸對食道黏膜的傷害。

3. 趴睡

　　沒有什麼特別的好處，能忍受的人也不多，因為身體軀幹正面向下、貼緊床鋪，這樣的姿勢對胸腔、腹部的器官都會造成壓迫。此外，頸部呈現上仰的姿態，使腰椎幅度變大，會造成每節脊椎骨間的小關節面壓力跟著變大，而在過度彎曲狀況下，旁邊的肌肉、韌帶也是被拉緊的，因此趴睡的人

一覺起來非常容易感到痠痛。

再加上趴睡時為了順暢呼吸，頭部一定得要向左或右側躺，轉動幅度相當大，對脖子也不是很正常的姿勢，一個晚上睡下來，肩、頸處會特別容易疼痛外，也常發生「落枕（早上睡醒時，發現脖子不能轉動，肩膀緊繃疼痛）註7」等現象，特別是頸部有四條很重要的血管，當頸部轉動（拗折）角度較大時，對於本身血流較差或已有血管硬化情形者，恐影響腦部的供血。**趴睡顯然缺點多多，所以一般是不建議採用趴睡。**

惠雯觀察筆記

中午吃飽飯後趴在桌上小憩，會不會有什麼問題？

鄔醫師告訴你

許多學生或上班族受限於場地關係，中午午休只能趴在桌上睡，雖然身體還是呈直立的狀態，影響不算大，但可能還是會有一些壓迫（如造成手麻）或頸部扭轉角度過大的問題，建議可以用小枕頭來墊高頭臉部，放鬆腰椎的壓力，或將手墊在額頭，減少對眼睛的壓迫。

當然如果能夠躺著睡最好，其次是坐在椅子上，讓身子往後靠著椅背或牆壁仰著睡，一方面分攤頭部的重量，讓頭頸部放鬆，二方面減少身體過於彎曲與對肢體的壓迫。

註7：落枕算是一種肌肉拉傷，在醫學上的名稱是「急性關節周圍炎」、「頸肩肌筋膜炎」或「頸部肌肉扭傷」等。當睡覺姿勢不良，造成某側肌肉平衡不協調，經時間一長，肌肉張力較大的那一側便出現肌肉攣縮及發炎。）

Q 分床／分房睡比較好？

A　「同床共枕」能促進雙方感情，但如果會產生干擾，就需要認真考慮是否要分開睡，包括分房或分床。

每個人有不同的作息和睡眠習慣，即使親密如夫妻也一樣。有的人喜歡開燈睡、有的人喜歡關燈睡；有的人喜歡聽一點音樂睡、有的人只要有點聲音就睡不著；有的人怕熱、有的人怕冷，冷氣要不要開是問題，同蓋一條棉被也無法安眠（搶來搶去或半夜怕冷的把棉被「捲走」），如此還不如各蓋各的被，甚至分床或分房睡。

是否需要分開睡，端看個人需求，以及是否能夠互相體諒。對比同床而眠，一起睡能有比較高的安全感和親密性，分開睡則適合作息不同、比較怕干擾或淺眠者，其餘沒有特別壞處。

Q 失眠一定要吃藥嗎？安眠藥會上癮？

A　失眠不一定要吃藥，只有在必要的時候偶爾使用，或是符合慢性失眠診斷標準時才需要使用，而且臨床上治療方法很多，藥物只是其中一種選項，就像認知行為治療（詳見 P.194）的效用其實就和安眠藥物一樣，只是耗費時間較長，且健保不給付，進而影響病人選擇意願，相較之下，給藥的效果快又方便，所以在推行上較為普遍。

然而，很多人會對安眠藥存有許多迷思或偏見，在這裡需要釐清──「**藥物的耐受性（drug tolerance）**」不等於上癮，

也不等於物質的依賴！舉例來說，藥物在使用一段時間後，身體的反應（效用）會變差，因此經過醫師評估，會在安全範圍內增加劑量，這是為了讓疾病達到有效治療和控制，但有些人會把這種增加劑量的狀況視為上癮，這是不正確的。

當個體在持續使用相同藥物一段時間後，因代謝增加會慢慢對藥物失去效用，出現「耐受現象」，稱之為「藥物耐受性」或「藥物不敏感性（drug insensitivity）」，必須增加劑量來提升藥物效用，例如一開始使用 5 毫克有效，之後可能要調到 7 毫克或 10 毫克（但仍必須遵循藥物安全性，加到最高劑量就不能再增加），這是藥物耐受性的關係，不能和物質依賴或成癮混為一談。

真正的上癮是以下兩種情形：

1. **出現強迫行為**：已經沒有症狀，但心理上仍覺得藥物「不用不行」。像藥癮、酒癮者難以克制和抗拒的情形一樣，即使明知身體不需要再使用，甚或已知是錯誤行為，仍難以擺脫。

2. **物質依賴**：毒品、鎮靜安眠類藥物會有這種問題，在用到一定量之後，突然停止或減少使用時，出現手抖、盜汗、失眠、頭痛等不適症狀，稱為「戒斷現象」。

多數的藥都會有藥物耐受性問題，安眠藥確實較常見，因為是長期使用；安眠藥也會有藥物依賴，但並非獨有現象，臨床上也看過有患者是吃感冒藥成癮的。所以這個問題的重點在於如何使用，如果使用的態度正確、方式正確，其實不太會發生成癮或物質依賴。

比較麻煩的是病人對藥物有錯誤認知，任意改變使用方式（斷藥或自行增加劑量），反而更容易成癮。例如原本就睡得不好的人，擔心成癮自行減藥或不吃，醫師發現治療效果不好，只好開立更大劑量，如此一來不僅導致「失眠慢性化」，也因為慢性化，使療程時間拉得更長，而增加藥物耐受性的可能，藥量又得調得更高，保不住哪天就出現成癮或依賴。

事實上這些都不是藥物本身造成的，而是用藥行為不當所致，因此我們必須提醒患者，只要相信醫師，按劑量正確使用，就不必擔心。有需要調整時，記得務必跟醫師討論，「不要自己當醫師」，否則影響疾病治療效果，也會對身體造成損傷。

惠雯觀察筆記

鎮靜安眠藥物都是管制藥？

鄔醫師告訴你

鎮靜類安眠藥（sedative-hypnotics）皆為管制藥品，根據食品藥物管理署的安眠藥分級，大多屬於第四級管制藥，少數則是第三級管制藥，只能經醫師開立處方後領取，無法自行購買。有些甚至還需要憑身分證明並在名冊上簽名才能領藥，流向及用量管制都相當清楚，主要就是避免民眾濫用成癮。

就算是一般藥物，現在也都有「雲端病歷」可供醫師查詢，能看到患者之前看了什麼科別、拿過什麼藥，減少重複開藥及藥物濫用情形。以前沒有雲端藥歷的時候，病人不說醫師也不知道，就有病人會到處看醫生拿藥，現在就比較不常見了，即使是自費藥物也不會給太多天數。

失眠可以使用褪黑激素嗎？

A 褪黑激素是身體正常分泌的一種荷爾蒙，屬腦部神經傳導物質，由大腦的松果體所分泌。它的分泌有週期性，可調控人的生理時鐘，大約從傍晚開始增加分泌（讓你想睡），到半夜1、2點時達到高峰（熟睡），再到接近清晨時又開始慢慢下降（讓你清醒），明顯受到光線及日光規律影響。

褪黑激素於人體的天然含量極低，在國外，有些地方在大賣場就買得到，多半作為調整時差、幫助入睡、抗老化等補充之用。一般所知有些人有入睡障礙，會服用褪黑激素來幫助放鬆，或是與安眠藥搭配來降低安眠藥劑量，但在睡眠醫學上，**褪黑激素對於治療失眠的有效性並沒有被確立**，也就是說，**醫界不推薦將褪黑激素用於慢性失眠的治療**。

在國內，法規限定褪黑激素是藥品[8]，需要有醫師開立處方箋才能拿到，民眾不能隨意購買使用。目前只有一款合法上市的長效型褪黑激素藥物，主要用於調整時差，像是跨區飛行或輪班工作者有需求時，睡前服藥可用來幫忙「騙」過大腦、促進分泌，讓身體啟動「入睡準備」，進而調整生理時鐘。該藥物為自費藥，健保不給付，通常使用約一週（最長不建議連續使用超過三個月），因長期使用副作用未明，一般僅適合短期補充。

註8：衛生福利部於民國85年公告，標示含有褪黑激素的產品應以藥品管理，未經核准不可擅自輸入、生產、製造及販賣，違者將依《藥事法》論處。

惠雯觀察筆記

保健食品類的褪黑激素，和藥品類的褪黑激素成分含量上有什麼差異？

鄔醫師告訴你

被歸類於保健食品的褪黑激素，其製造與管理就不會像「藥品」那麼嚴謹，功效當然也差很多。保健食品類的半衰期很短，大約一、兩個小時，很快就被身體代謝掉，效果不佳；藥品類的褪黑激素有經過臨床試驗驗證，成分含量、有效性、安全性等都應符合規範才能上市。

此外，保健食品類產品的純度和來源安全性也相對比較沒保障，過去就曾經有調查針對非藥品的「褪黑激素」進行抽驗，結果發現品質良莠不齊，成分含量和標示差異非常大，甚至有被驗出含量是「零」的，形同「安慰劑」（吃了沒有實際效用，但心理上覺得有）。

還有很多產品是從動物性腦組織所萃取出來的，不確定來源是否有受到汙染或感染「狂牛症」等問題，恐怕有健康風險，最好不要隨意亂用。

Q 常見的助眠成分有效嗎？

A 所謂的營養品或保健品和藥物的差別，就在於前者未具備足夠的實證，來證明其療效，在學理上雖會看到有一些「關連性」，但和具有嚴謹科學實證的藥物不同，不能對疾病宣稱療效。

例如針對睡眠的改善，在某些生理作用上（幫助放鬆、調控等），營養品或保健品可能具有學理基礎、非天馬行空，但最多只能說具有「可能性」，只能支持部分作用，而未達可「治療」的程度。

所以民眾在選擇上應有正確認知，以大品牌、價格合理為原則，如此至少能確認無安全上的危害。

小綠人中沒有睡眠項目……

《健康食品管理法》於民國八十八年八月二日施行後，「健康食品」這四個字已屬法律專有名詞，凡未取得「健康食品查驗登記許可證」（即坊間所稱之「小綠人標章」，如下圖）之產品，不得標示為健康食品，或宣稱其保健功效。

因此，市面上所稱之「保健食品」，其實就是一般食品，僅能做為營養補充，即使是有取得認證的「健康食品」也僅有保健功效，而無疾病治療效果。

目前官方所核准的「健康食品保健」功效計有 13 項，包括：調節血脂、胃腸功能改善、護肝、免疫調節、骨質保健、不易形成體脂肪、抗疲勞、輔助調整過敏體質、調節血糖、延緩衰老、牙齒保健、促進鐵吸收、輔助調節血壓等，當中並無「助眠」相關，也就是說，如果看到有「食品」宣稱對改善睡眠有幫助者，均非屬國家認證之健康食品。

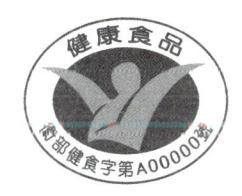

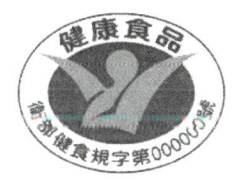

以下列舉幾個常見的助眠成分進行說明：

GABA（γ- 胺基丁酸）

近幾年 GABA 被廣泛的當作保健食品販售，認為是一種可以幫助入睡的成分，宣稱有助於穩定心情、舒緩緊張，達到放鬆、降低壓力、幫助入睡等效果，但目前還無法在相關文獻中，看到有堅強證據來證明 GABA 在睡眠上的臨床效用，需要有更大型的研究來提供驗證[9]。

天然的 GABA 其實廣泛存在於各種天然食物，蔬菜類食物以十字花科的花椰菜、青花菜、青江菜、高麗菜等含量較多，其他如菠菜、南瓜、番茄、茄子、青椒、黃豆芽、豌豆芽等，以及人蔘的含量也較多；水果則以柑橘、香蕉為多。另外，一些經過發酵或醃漬類食品，如納豆、優酪乳、泡菜和味噌等也有較多的 GABA。當然這些食物中的含量均屬於微量等級，可以考慮額外補充，建議每次不要超過 750 毫克，每天不要超過 3 公克，如果是長期服用的話，每天不宜超過 300 毫克[10]。

芝麻素（Sesamin）

芝麻這個詞常常出現在睡眠相關健康產品廣告中，使許多人相信食用芝麻可以有助於改善睡眠。由於過去曾有研究顯示，芝麻素在體內具有抗氧化功效，而疲勞可能有一部分是體內氧化壓力所引起，所以兩者出現了連結。

我們以 2015 年的一項雙盲研究為例[11]，研究者使用芝麻木質素與維生素 E，來看看這樣的組合是否能夠改善疲勞、

睡眠、外貌，並以低密度脂蛋白氧化滯留時間（low-density lipoprotein oxidation lag time），作為抗氧化能力的觀察指標。

該研究以每日感到疲勞者為受試者，讓其服用「芝麻素／維生素 E」或安慰劑 8 週時間進行對照，並在第 0、4 和 8 週時進行疲勞、睡眠和外貌等相關問卷調查。研究分析，相對於 0 週而言，兩組在第 4 週和第 8 週的疲勞狀態均有顯著改善，但睡眠與外貌部分，僅在服用「芝麻素／維生素 E」的受試者有顯著改善。此外，「芝麻素／維生素 E」這組受試者，其抗氧化能力相對於安慰劑組亦有顯著增加。

據此顯示，「芝麻素／維生素 E」的補充可以安全地緩解日常疲勞、改善睡眠及外貌，和增強抗氧化壓力的能力。然而無法確定這樣的效果是芝麻素本身，還是維生素 E 所致，因此以科學證據來說，目前的研究可能仍無法完全佐證芝麻素對睡眠的有效性，唯就安全性來說應該是沒有問題的，如果想用這類營養品來幫助睡眠、減少疲勞、增加抗氧化的能力，是可以適量補允使用。

不過需要注意的是，芝麻脂肪含量很高，儘管它是一種營養豐富的食物，如果僅依賴芝麻來獲取微量的營養元素，可能會攝取過多油脂，而導致體重控制不良，那就得不償失了。

註 9： Front Neurosci. 2020; 14: 923.
　　　Japanese Pharmacology and Therapeutics. 2013;41:985-988.
　　　Japanese Pharmacology and Therapeutics. 2018;46:757-770.
　　　Japanese Pharmacology and Therapeutics. 2016, 44(10), 1445-1454.
註 10： Nutrients. 2021;13(8):2742.
註 11： Glob J Health Sci. 2015 Mar 25;7(6):1-10.

> **鄔醫師告訴你**
>
> 許多保健食品都宣稱含有「芝麻」，但其實芝麻、芝麻素（芝麻的衍生物）和芝麻萃取物之間有著明顯的差異，消費者要弄清楚，它們的含義並不完全相同。
>
> 依著濃度上的差異，在政府法規中必須使用不同特定名稱，詳實登載。例如衛生福利部的規定，萃取物濃度超過 97% 時，才可標示為「芝麻素」，如果芝麻素濃度低於 97% 者，則必須標示為「芝麻萃取物」。由此可知，「芝麻素」較「芝麻萃取物」的濃度要高，效用應該也較強烈。

色胺酸（Tryptophan）

色胺酸也是我們常聽到的助眠成分之一，它是一種必需胺基酸（essential amino acid），動物無法在體內自行合成，僅能由食物攝取獲得，或者在體內合成量不及生理活動所需時，另做額外補充。

由於色胺酸是菸鹼酸（nicotinic acid）、血清素（serotonin）以及褪黑激素的前驅物質（可以想像成「原料」），菸鹼酸是能量代謝與 DNA 製造重要的成分，血清素是重要的神經傳導物質，與情緒的調控有關，褪黑激素是調控生理時鐘的重要因子，本身也有抗氧化的效果，因此色胺酸被認為可能對健康有幫助，尤其可能對睡眠的調控有所助益。

色胺酸主要的食物來源是魚、肉、蛋、奶、豆類等食品，其他如花生、葵瓜子、芝麻、南瓜子等也都富含色胺酸。

鄔醫師告訴你

過去我們常聽到，想要晚上睡好覺，除了洗熱水澡放鬆之外，喝杯熱牛奶也有幫助。

這裡有個小提醒是，牛奶當中確實有含一些色胺酸，牛奶裡也富含乳糖及高蛋白，飲用之後會帶來血糖的上升與飽足感，讓人感到比較放鬆、好睡，但不一定人人都適合，因為高蛋白飲品到胃部之後會造成較大刺激，使胃酸分泌較多，所以如果胃部原有不適，或本身已有胃食道逆流、胃潰瘍、十二指腸潰瘍等相關疾病的人，睡前飲用可能會有反效果。

想要達到同等「舒眠」效果的，可以選擇穀物類的沖泡飲品，其成分含有膳食纖維、澱粉和較少糖分，同樣會有飽足感、能提升血糖，讓人較放鬆、副交感神經較強，以促進睡眠，卻不會有胃部刺激，不適合喝牛奶的人可以用此替代。

在一些早期臨床研究中發現，飲食中缺乏色胺酸的人容易出現生理、心理及行為上的異常，包括認知功能降低、記憶力受損、社交能力較差、情緒不穩及睡眠障礙等症狀[註12]。2022 年一項臨床研究發現，色胺酸的補充可以增加總睡眠時間、縮短入睡時間、改善非快速動眼期或快速動眼期，提升整體睡眠品質，而定期補充一定量的色胺酸，可以使人產生睡意並縮短入睡時間[註13]。

註 12： International Journal of Tryptophan Research. 2009;2.
註 13： INutrition Reviews, Volume 80, Issue 2, February 2022, Pages 306–316

然而，大多數人的飲食就可提供足夠的色胺酸，不一定需要再額外的補充。衛福部並未建議色胺酸一天的攝取量，有些文獻建議一般成人一天攝取量範圍為 250 至 450 毫克，而美國梅約診所建議，成人每天可以分 3 至 4 次攝取總量 8 至 12 克的色胺酸[註14]。

如果要額外補充也要注意可能的副作用，例如視力模糊、頭暈以及倦怠感；再來就是色胺酸可能會影響一些藥物的作用，如抗憂鬱劑、部分的抗生素以及抗巴金森氏症的藥物，使用前要先跟藥師或醫師討論再服用。

礦物質鈣、鎂

鈣離子是維持骨骼健康的關鍵元素，然而它也在調節睡眠過程中扮演著重要的角色，最主要是鈣離子能夠協助合成色胺酸，而色胺酸可轉變為血清素及褪黑激素，這兩種神經傳導物質在調節睡眠上都有重要的功能。至於鎂離子則有舒緩神經和肌肉的作用，對於因為焦慮或壓力影響而難以入睡的人來說，適當攝取鎂離子或許能夠幫助入睡。

根據衛福部國民健康署的建議，成年人每日鈣的攝取量為 1000 毫克，鎂的攝取量則為 300 毫克。民眾可以透過多種食物來補充這些微量元素，包括乳製品、綠色蔬菜和堅果類食品，若仍有缺乏的疑慮，則可在專業醫療人員的建議下進行補充，以維持良好的身體機能與睡眠品質。

註14： https://www.mayoclinic.org/drugs-supplements/tryptophan- oral-route/proper-use/drg-20064453

鈣、鎂和睡眠的關係

我們先來看鈣離子對睡眠的影響,有幾篇相關研究說明如下:

- 在 2001 年有一篇論文探討到鈣可能與睡眠的調節有關,尤其是非快速動眼期的睡眠的調節,因為在非快速動眼期的睡眠中,尤其是深睡期,大腦皮質的神經元會有同步且具規律性的慢波產生。因為這樣的腦波是受到鈣離子調控,若鈣離子失衡,可能就會影響慢波睡眠(slow wave sleep, SWS)或深度睡眠(J. Neurophysiol. 2001;85:1346–1350)。
- 2014 年也有一篇研究發現,鈣離子的濃度與入睡潛時(sleep latency,潛伏期,指躺下到真正入睡的時間差)及無恢復性睡眠(non-restorative sleep,指睡醒後沒有睡飽或舒爽的感覺)的增加有關(J. Sleep Res. 2014;23:22–34)。
- 再者,也有研究顯示,鈣離子的訊號可能藉由調控大腦的慢波,來控制非快速動眼期的睡眠長度(Neuron. 2016;90:70–85)。
- 2023 年有另一篇論文發現了鈣離子的失衡與失眠、焦慮、睡眠品質低落有明顯的相關(Int J Environ Res Public Health. 2023 Mar 1;20(5):4431)。

綜上所述,鈣離子似乎在睡眠調控上扮演了一定的角色。

再來看看鎂離子對睡眠的影響。過去的研究顯示,鎂離子的缺乏可能透過兩個機轉來影響睡眠:

1. 由於鎂離子是 GABA 的促進劑,也同時是 NMDA 拮抗劑,而我們知道 NMDA 是興奮性的神經傳導物質,GABA 則是抑制性的神經傳導物質,如果鎂離子不足,會導致神經的興奮增加、抑制減少,因而影響到睡醒的調控。
2. 鎂離子的不足會影響神經內分泌系統,導致褪黑激素、可體松、腎素分泌失調,因而影響到睡眠的調控(Sleep Med. 2003;4(3):263–264; Magnes Res. 2009;22(4):235–246)。

此外，有研究者在 2021 年做了一個統合分析的研究，來看看是否有足夠實證支持鈣與鎂對於失眠患者的幫助，結論是目前還沒有足夠證據力支持這樣的療效（BMC Complement Med Ther. 2021; 21: 125），不過我們可能也無法武斷地說鈣、鎂對於失眠的治療無效，有可能是過去的研究方法或者研究收案人數不足，才造成證據力的不足。

鈣跟鎂離子的補充劑價格不高，若想選用，適量攝取應該是不會對人體帶來負擔。

維生素 B 群

維生素 B 群是水溶性維生素，常見的有 B1、B2、B6、B12，來源多來自於肉類、蛋類和奶類製品中。過去咸認其有助於維持神經系統的修復與正常運作，然而對於睡眠是否有所助益，目前的研究結果較分歧，並沒有統一的結論。

以 B12 為例，究竟可「助眠」還是會造成失眠，莫衷一是：有研究顯示，補充維生素 B12 可能對青少年的睡醒週期異常（sleep-wake schedule disorders）有幫助；但也有研究指出，維生素 B12 可能會導致睡眠時間縮短及造成失眠[註15]。此外，對於體內維生素 B12 較低的個體，比較容易有失眠與日間嗜睡[註16]問題；然而卻也有研究認為，維生素 B12 和睡眠之間並沒有相關性[註17]。

必須提醒的是，攝取多種維生素的人比較容易有睡眠維持的困難[註18]。因此，對於維生素的攝取必須要有一個正確的觀念就是，不是多吃就好，適量攝取才能有助於保持身體健康，

過量攝取可能有害（恐導致中毒），尤其是脂溶性維生素，不可不慎。

益生菌類

首先，我們要了解什麼是益生菌。益生菌（probiotics）是指：食入後對宿主（如動物或人類）有正面效益的食入性微生物。益生菌療法並非傳統醫學的一部分，主要原因在於人體攝入益生菌後，在腸道內會產生一些變化與影響，有可能「帶動」全身各種複雜的生理變化、影響身體機能，而這些變化與影響就當前的醫學來說，不易進行準確的測量，因此在看待益生菌對於人體健康的療效與功效上，應保持保守的態度，不過是可以多關注一下這方面未來是否會有更多的實證，支持其對健康促進的效果。

益生菌種類繁多，目前和睡眠有關、被討論比較多的有「PS128快樂益生菌」，又稱為「胚芽乳酸桿菌（lactobacillus plantarum）」，以下簡稱 LP 菌。LP 菌普遍存在我們的口水中，為一種兼性異質發酵之乳酸菌，以及泡菜、醃菜等發酵食品中，適合介於 15-45℃、pH 值 3.5~6.5 之間的生存環境，屬於植物性的乳酸菌，能存活於低氧濃度，且可與其他微生物共存，生命力強。

註 15： PLoS One. 2014 Aug 19;9(8):e103490
註 16： Healthcare (Basel). 2023 Dec; 11(23): 3026.
註 17： Heliyon 8 (2022) e08831
註 18： Sleep Med. 2008 Jan; 9(1): 27–32.

LP 菌主要具備調節體質及維持消化道機能兩種功能，近期有兩篇論文發表支持 PS128 可能有助於睡眠：

- 第一篇為雙盲有安慰劑的研究，發表於 2021 年，總共有 40 位年齡介於 20 至 40 歲的失眠患者，在晚餐後分別接受兩個膠囊的 PS128 或安慰劑總共 30 天，結果發現，使用 PS128 的失眠患者的憂鬱症狀減少，且比較不會從深睡期中醒過來[註19]。
- 第二個研究同樣發表於 2021 年，採開放性的研究方式，由於科技產業的壓力通常較大，因此試驗研究對象是北臺灣高科技產業員工，總共有 36 位壓力量表大於 27 分以上的受試者，每天接受兩個 PS128 膠囊的治療 8 個星期，試驗結束後，這些受試者都感受到明顯的在壓力、憂鬱、焦慮、睡眠及生活品質上都有顯著的改善[註20]。

基於包含以上兩個研究的眾多成果，目前這個產品已經得到多國專利，可能對睡眠與情緒的調節有正面效果，因此受到不少矚目。

Q 裸睡有助睡眠？

A 裸睡對睡眠有沒有幫助，這一點現在沒有太多科學研究支持，沒辦法證明有益處或沒有益處，只有部分小型研究指出，裸睡可以讓身體的中心體溫在睡眠時下降快一點[註21]，有助增加睡眠的深度。

目前比較有看到的資料是，裸睡對生殖系統方面有些好處，因為可使私密處較通風、透氣，例如對於女性的陰道健

康（減少細菌孳生）、提升男性生育力（讓睪丸溫度較低）等。另外，減少衣物、多了肌膚的接觸，會促進伴侶間的親密感，就學理上來看，可能和「催產素（oxytocin）」的分泌有關。

催產素由腦下垂體所分泌，也被稱為「愛情激素」，和血清素（serotonin）、多巴胺（dopamine）並稱為「幸福荷爾蒙」，可以帶給人幸福感。肢體或肌膚上的親密接觸，就能增進催產素的分泌，能增加社會認同、減少伴侶間的焦慮感，有減緩壓力、釋放疼痛的效果，若以此觀點，確實能讓人睡得比較好。

就像睡衣的選擇一樣，形式盡量輕薄、透氣、寬鬆，減少束縛比較能幫助睡眠時放鬆。不過採取裸睡需要注意寢具的乾淨度，多換洗，以免少了衣物層隔離，髒汙、分泌物等都直接接觸到肌膚，不利健康。

Q 腦波音樂、腦波儀可助眠？

A 大腦具有活動性，且在 20 世紀偵測技術問世（1929 年德國人 Hans Berger 發明）之後，人們開始得知腦部有一些不同頻率的電流在波動。能否使用儀器，從外在對腦波

註 19： Nutrients. 2021 Aug 17;13(8):2820.
註 20： Front Nutr. 2021 Mar 26;8:614105.
註 21： 睡眠時，除了褪黑激素有節律性，體溫也有節律性。通常在下午、傍晚時體溫最高，之後開始一路下降，至凌晨 4、5 點左右達最低點，等早晨 7、8 點清醒後又再慢慢上升。

（electroencephalography，EEG）進行導引或干擾，在學理上有合理性，但缺乏很強的證據力。

腦波依照頻率可分為 α（Alpha）波、β（Beta）波、δ（Delta）波、θ（Theta）波等（如圖），像速度比較快的 β 波，通常就是處於人在警醒狀態下，專注度越高、壓力越大、心情越緊張時，就會出現較多的 β 波；閉眼休息的時候，呈現速度較慢的 α 波，α 波介於意識和潛意識之間，所以有些人從事修行打禪、靜坐、冥想就是在訓練 α 波。

腦波的頻率

緊張狀態 β（Beta）波 14~26 Hz	
鬆弛狀態 α（Alpha）波 8~13 Hz	
忘我狀態 θ（Theta）波 4~7 Hz	
睡眠狀態 δ（Delta）波 0.5~3 Hz	

至於大腦在真正休息狀態時，出現的就是最緩慢的 θ 波或 δ 波，例如在深度睡眠時，腦電圖上呈現的形狀就是平緩的曲線。睡得越深、腦波越慢，所以過去稱睡眠週期第三期的深度睡眠為「δ 睡眠」，現在則稱為「慢波睡眠」或「深睡眠」。

過去有德國科學家溫弗里德·奧托·舒曼（Winfried Otto Schumann）提出一項理論，認為在距離地球表面約 100 英哩的天空，有一層環電離層（ionosphere），與地球表面間形成一個類似空腔共振的空間。而大氣內存在的各種震動頻波與電波會在這空間中到處傳播，有的逐漸增強、有的削弱，或是相互產生「共振」。

　　這些「波」被稱為「舒曼波」，計算頻率約為 8 赫茲（Hz），恰好和人腦波的 α 波頻率接近，之後便有人以所謂的「舒曼共振（Schumann resonance）」原理，開發出「睡眠儀」，認為地球的「波」和人類腦波也有共振效應存在，聲稱可藉由機器發出 α 波來影響腦波、促進安眠。

　　這樣的立論基礎未見相關證據，雖然有研究針對「睡眠儀」的使用前後做比較，發現使用後慢波睡眠（深度睡眠）增加了，但增加的原因和「共振」之間的關連性不明，是不是真的有影響到腦波？還是只是安慰劑效應（placebo effect），因為用了機器感到安心，就睡得好一點？

　　同樣的，也有所謂的「腦波音樂」，說是專為腦波設計的音樂，可以協助冥想放鬆、減輕壓力、放鬆身心。這裡的腦波音樂是否只是個「名稱」，又或是真的具有「結合腦波」或「影響腦波」的功效，並未獲得驗證。

不過單就音樂這件事來看，確實已有許多研究證實，透過音樂進行治療，能讓不同年齡者的睡眠狀態都有進步。而在我們的生活經驗當中，不論是父母對嬰幼兒唱「催眠曲」，或是播放音樂來幫助入睡等，均顯示音樂對睡眠的效用是存在的，也適合作為入睡前「睡眠儀式」的一部分，只是選擇上有幾點原則：

- 不適合節奏太快的：快節奏會令人感到亢奮，最好是跟心跳一樣的節律（60~80 拍／分）。

- 古典樂、新世代……各類型都可以，但建議以清音樂或樂器演奏類為主，不要有歌詞的（歌詞可能會引起情緒或心理反應，進而影響睡眠）。

PART
2

誰在掌控我們的睡眠功能？
睡眠與大腦的親密關係

「睡眠是介於清醒與死亡之間的一種狀態」，這是蘇格蘭生理學家 Robert MacNish 在他 1983 年的著作《睡眠的哲學 (The Philosophy of Sleep)》中所說的一段話，這句話是睡眠醫學中很重要的一個分水嶺，因為過去的睡眠研究一直有「睡眠是被動還是主動的生理過程？」的爭論。

在快速動眼期睡眠被發現前，多數人都認為，睡眠就是腦部活動下降所導致的一種被動的生理過程；相反的，醒覺就是受外界刺激導致腦部活動增加的結果。做夢現象更是自古以來就被賦予許多玄學與神學的關聯性：有人認為是睡眠當中遇到外在或內在刺激，所造成睡眠中大腦活動靜止狀態的短暫中止，也有人認為做夢是靈魂短暫出竅的表現，而死亡代表的是靈魂永遠離開身體。

過去約一個世紀以來，隨著越來越多腦解剖學、腦神經科學以及睡眠相關研究的進展，睡眠醫學有了長足的進步，其中，做出重大貢獻的睡眠巨擘，如美國芝加哥大學的 Nathaniel Kleitman 和他的兩位學生 William C. Dement、Eugene Aserinsky，以及哈佛大學的 J. Allan Hobson 等，現在我們可以肯定的說，**睡眠是由腦部特殊且精細控制下所產生的重要生理過程。**

初期睡眠醫學領域比較受到精神、神經、心理、生理學者關注，不過 1970 年以後，由於睡眠呼吸中止症對健康的影響逐漸受到醫界與學界的重視，於是胸腔科、耳鼻喉科、口腔外科，甚至心臟科、內分泌科等各科學者也加入了睡眠醫學的領域，在一些較先進的國家已經逐漸發展成為一個獨立的次專科。

臺灣睡眠醫學發展略晚於歐美國家，1980年代有多位醫師關注臺灣睡眠醫學的發展，先後至歐美進修睡眠醫學相關知識，隨著這些學者陸續地回到國內後，逐步在各大醫學中心建立「睡眠實驗室」，從此開啟了我國睡眠醫學的臨床服務與研究工作。往後，睡眠醫學科技日益精進，睡眠實驗室逐漸增加，基礎醫學研究者也加入這個領域的行列，臺灣睡眠醫學便有了相當快速的進展。

2001年3月，在多位國內睡眠醫學前輩與學者的共同發起下，進行台灣睡眠醫學學會的籌備，目的希望能夠提升我國睡眠診療之水準，負責舉辦系列的睡眠檢查技術與臨床診療訓練課程，並定期辦理學術演講及大眾睡眠醫學之教育演講等活動。由於成員包含醫師、睡眠技術人員和其他研究人員，因此最後定名為「台灣睡眠醫學學會」，於2002年3月在臺北榮民總醫院舉行成立大會，正式為我國睡眠醫學開啟全新扉頁。

台灣睡眠醫學學會官網

01 了解睡眠，從腦開始——睡眠的大腦解剖學與睡眠機轉

2024 上映的皮克斯熱門動畫電影《腦筋急轉彎 2》（Inside Out 2）延續前作，將腦中的多種情感，以擬人方式設定為樂樂（Joy）、憂憂（Sadness）、怒怒（Anger）、厭厭（Disgust）、驚驚（Fear）、阿焦（Anxiety）、阿慕（Envy）、阿羞（Embarrassed）、阿廢（Ennui）等角色，藉此描述主角所經歷的各種心境過程與心理變化，帶領觀眾探究抽象的內在情緒。

如同情緒是受大腦所控制一樣，人類的睡眠也是腦功能的運作，包括「清醒」與「睡眠」機制，均由大腦為主要調控中心。而一天 24 小時其實就是在清醒、非快速動眼期及快速動眼期三個狀態中不斷的轉換。

基於過去數十年神經解剖與神經病理學所累積的研究成果，目前對於大腦如何調控「清醒」的神經生理機轉已有清楚的了解，

清醒的調控主要是透過「網狀活化系統（reticular activating system, RAS）」，也就是位於腦幹的許多神經核[註22]，透過神經纖維並釋放興奮性的神經傳導物質，去活化位於大腦皮質的神經細胞而達成（見圖1）。

而大腦啟動睡眠機轉的時候，是由腹外側視前核（VLPO，見圖2）透過神經纖維去抑制「網狀活化系統」的神經核，進而降低大腦皮質的活動，使個體可以進入睡眠狀態。

簡言之，「清醒」和「睡眠」的調控是由腦部運作，VLPO是鑰匙、RAS像是汽車引擎，當VLPO抑制RAS時，引擎就不會運轉，人因而進入睡眠狀態；反之則是清醒。若這套機制出問題，自然就會產生睡眠障礙。

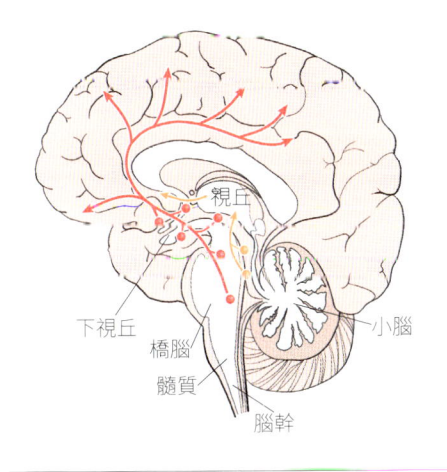

圖1 清醒的調控　　　　　圖2 睡眠機轉啟動

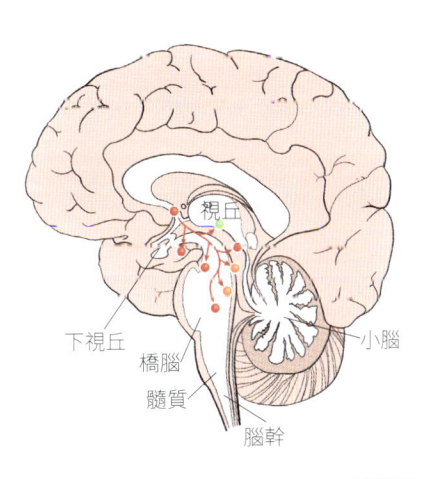

註22：中樞神經系統內，形態和功能相似的神經元聚集在一起，所形成的灰質團塊稱為神經核。

此外，位於下視丘（hypothalamus）外側的下視丘泌素（hypocretin，又稱食慾素 orexin），則是較後期被發現對於睡眠調控也是相當重要的神經機轉（參見圖3），**它的主要角色是加強腦幹「網狀活化系統」的作用，並可穩定「清醒」與「睡眠」兩個狀態之間的切換。**倘若這個機轉發生問題，就會有猝睡症的症狀，後面章節會再細談（見 P.119）。

至於大家耳熟能詳的褪黑激素則是由上視丘的松果體（見圖4）所分泌，松果體受到主要生物時鐘，也就是視交叉上核（suprachiasmatic nucleus, SCN）的調控，依日夜節律作為催眠的訊號。

圖 3 食慾素調控機轉

圖 4 褪黑激素調控路徑

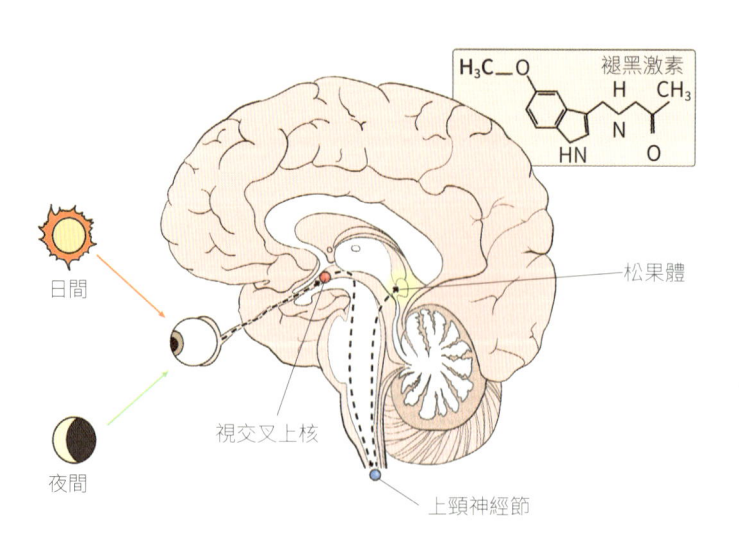

以上簡單的圖示及說明，或許對於大腦結構與神經生理相對陌生的各位讀者來說會有點難以消化及理解，但主要是想藉此傳達，**睡眠是透過大腦神經精密且分工、連結各個系統所達成的重要生理過程**，讀者們如果能有這樣的認識就已相當足夠了。

1. 睡眠的分期

當人閉眼休息的時候，我們從外部觀察，無法得知這個人是真的處於睡眠，還是假寐？但是透過偵測大腦電性活動，也就是大家常聽到的「腦波」，可以藉此及其他生理訊號來界定個體是否進入睡眠狀態；同時，人的睡眠有不同深度與階段，說明如下：

正常的睡眠生理可分為非快速動眼期與快速動眼期這兩種睡眠時期，前者又可分為 N1、N2 以及慢波睡眠。N1 是從清醒進入睡眠的轉換階段；N2 是由 θ 波為主的睡眠，常會伴隨睡眠紡錘波（sleep spindles）與 K-複合波（K-complex）的腦波表現（如圖 5）；慢波睡眠又稱為深層睡眠，主要是以 δ 波為主的高振幅、同步化的腦波。

圖 5 睡眠紡錘波以及 K-複合波波形

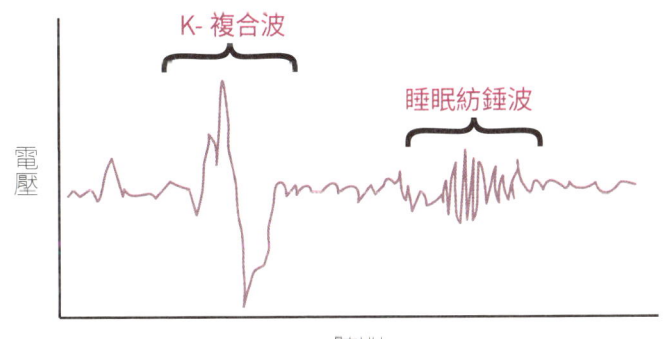

N1、N2 到慢波睡眠代表睡眠由淺入深，越深的睡眠可被喚醒的閾值[註23]愈高，舉例來說，要將進入 N1 的個體喚醒，可能僅需窗外的風吹草動，要將進入 N2 的個體喚醒，可能得大聲呼喚或輕微碰觸，但是要將進入慢波睡眠的個體喚醒，則需要大力搖晃或給予疼痛刺激才能達成。

而快速動眼期睡眠是呈現快速、不同步、低振幅的腦波，有時會出現鋸齒波（sawtooth waves，如圖 6），此外還有兩個特徵：一是眼球快速的轉動，這也是「快速動眼」名稱的由來；二是除了呼吸的肌肉，其他骨骼肌肉張力會大幅下降。這個睡眠期過去認為跟夢境的產生相關，所以又稱為「夢幻睡眠期」或「做夢期」。

一個晚上的睡眠期間大腦是很忙的，雖然有活動比較緩慢、像電腦「休眠」般的階段，也有較活躍的做夢期。我們將睡眠的各個分期與深淺繪製成如圖 7 的睡眠圖（hypnogram），上述各個睡眠

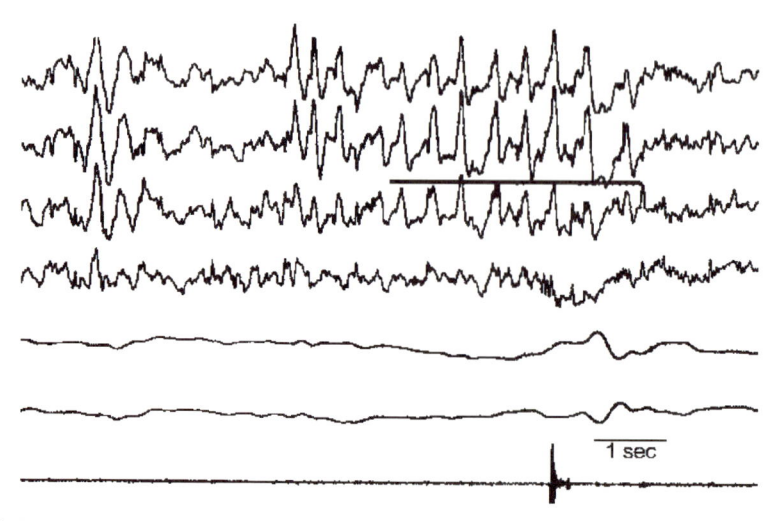

圖 6 鋸齒波波形

資料來源：https://www.researchgate.net/figure/Sawtooth-waves-STWs-in-REM-sleep-From-top-to-bottom-four-EEGs-F3-C3-C4-O2-left_fig5_230735280

分期設為縱軸，時間為橫軸，這樣就可以更容易了解人類正常睡眠的分期與階段。

從圖的左邊往右看，正常睡眠是由醒覺狀態下，進入 NREM 的 N1 開始入睡，而後睡眠會越來越深，進入 N2 後，再進入慢波睡眠，也就是所謂的深睡期，然後會是第一個快速動眼期，這樣的過程算是一個睡眠週期。一個睡眠週期大約是 70 至 110 分鐘的長度，每個晚上會經歷 5 至 6 個睡眠週期，換算起來，大概就是每晚 7 至 9 個小時的睡眠。

圖 7 睡眠圖

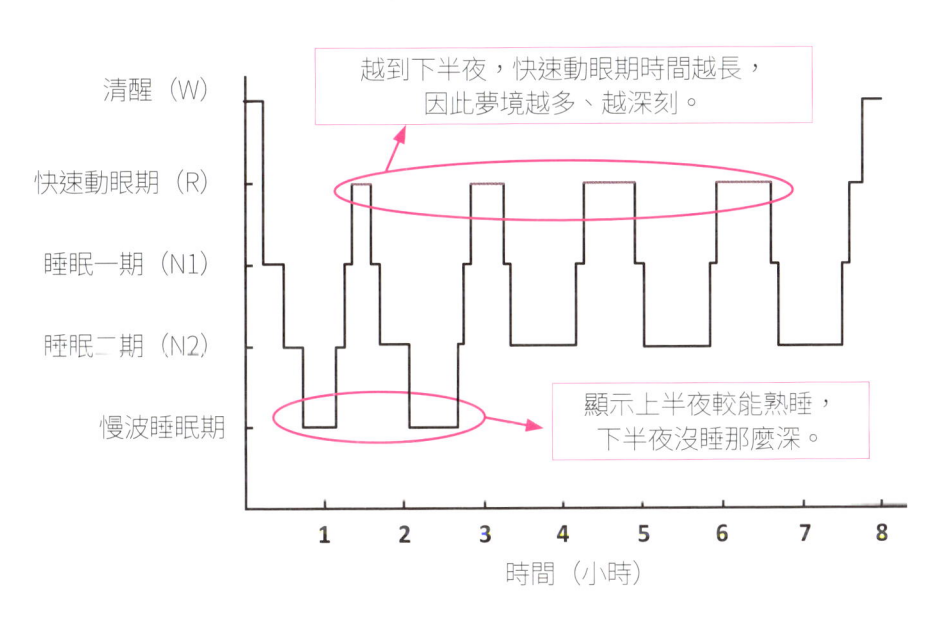

越到下半夜，快速動眼期時間越長，因此夢境越多、越深刻。

清醒（W）
快速動眼期（R）
睡眠一期（N1）
睡眠二期（N2）
慢波睡眠期

顯示上半夜較能熟睡，下半夜沒睡那麼深。

時間（小時）

註 23：閾值（threshold）也稱作門檻值、界限值等，指產生一個反應或現象的最低值，也就是說，超過這個「值」，現象就會出現改變或變化。以睡眠來說，淺睡期較深睡期的「喚醒閾值（門檻）」較低，可能風吹草動就可以讓人從淺睡期醒來，但若要從深睡期醒來，可能需要用上母親的吼叫才能將深睡中的小孩喚醒。

說到這裡，我想大家或許在生活體驗上可能都會發現，平常睡午覺的時候，並不常會有做夢情形，那是因為午睡通常僅有 30 至 60 分鐘，所以根本還沒有進入快速動眼期就要起來上課、上班了（也有人偶爾會在午睡時做夢，那是因為可能比較早進入快速動眼期的睡眠期，筆者要提醒大家的是，**如果常常在午覺時有做夢情形，那可能要檢視一下，是不是晚上的睡眠時間不足，導致快速動眼期時間提早出現**）。

每個晚上的睡眠雖然可以有 5 個睡眠週期，但並非每個睡眠週期都是一樣的，大家如果仔細看圖 2-7 可以發現，前半夜的睡眠週期有比較長的慢波睡眠期，而後半夜的睡眠週期甚至沒有慢波睡眠，這情形顯示前半夜睡眠比較可以進入深睡期，後半夜睡眠則較淺，可能只到 N1 或者 N2。另一個現象是，雖然每個睡眠週期都會進入快速動眼期，但是後半夜的快速動眼期時間較長、夢幻期較多，這也是為何在快要清醒之前夢境會特別多的原因。

2. 晝夜節律的調控與睡眠的驅動力

我們人類跟多數生物體一樣皆具備約 24 小時的晝夜節律，主要是透過位於下視丘的「視交叉上核」來控制。我們可以把 SCN 視為位於中樞的時鐘，這個時鐘除了透過前面所敘述的大腦機轉來控制睡眠週期外，也會調控其他身體重要器官，如心臟、肝臟、腎臟、內分泌器官等的周邊時鐘；而這些周邊器官亦會透過神經系統反饋給 SCN，達成雙邊的平衡與相互調控。

「睡眠—清醒週期」是人類各種生理現象中最為明顯的晝夜節律，外在光線（主要是日光）、松果體分泌的褪黑激素與日間的身體活動等，這些是調整人體生物時鐘與外在世界最重要的「同步因子」，如果這些同步因子因為時差（如跨洲飛行）、工作因素的干擾，或褪黑激素分泌

異常等導致失常，那麼個體就有可能會發生晝夜節律睡眠障礙。

至於人類睡眠何時發生、何時中止，目前睡眠學界普遍認為，至少有兩個重要機轉來調控睡眠的產生：第一個是為隨著清醒時間累積而增加的睡眠恆定趨力（homeostatic sleep drive，又稱為 process S）；第二個就是由 SCN 所調控的醒覺週期驅動力（circadian drive for arousal，又稱為 process C）。

讀者可以從圖 8 來看這兩股「力量」是如何調控著我們的睡眠：

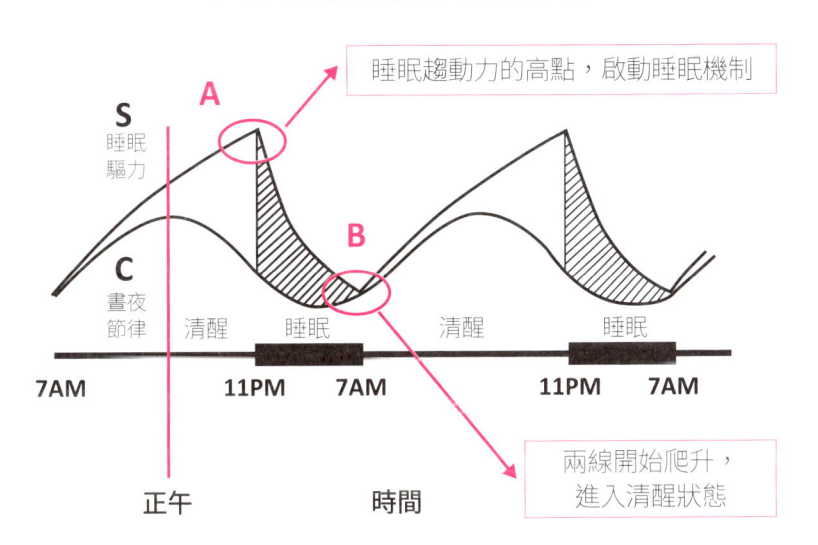

圖 8 睡眠趨動力與晝夜節律

圖面上的 S 代表睡眠趨動力 process S，C 為醒覺驅動力 process C（即所謂晝夜節律，也可視為生理時鐘），這兩個均由腦部神經傳導物質所調控。S 與 C 的特色在於，S 是依醒著的時間越長而漸增（早上 7 點之後漸增、晚上 11 點之後逐漸下降），C 則是在正午達到最高峰、至半夜降至最低。

所以我們可以看到，在 A 點（晚上 11 點）的地方，因 S 和 C 均呈下降趨勢，所以人類進入睡眠狀態，而在 B 點（早上 7 點）兩線均開始爬升，所以讓人清醒，到了日間作息的時候。

此圖簡單表達 S 和 C 兩個驅動力交互作用產生控制人類睡眠的週期，在早上睡醒後是最清醒的時段，S 和 C 的驅動力都是逐漸增加，所以人們仍可以保持清醒以應付生活的各項活動；逐漸地在中午過後，S 驅動力持續增加，但 C 醒覺驅動力卻開始下降，此時雖然還不至於馬上入睡，但警醒程度已不若上午時段。

而至晚上就寢前，S 驅動力遠大於 C 的驅動力時，便會再度有足夠的睡意進入睡眠。日夜節律即依此規律終日循環著，這便是調控人類睡眠的生理機制。

3. 做夢的生理機轉、生理意義與重要性

「夢」是個體發生於睡眠中主觀的各種心智活動。這句話的意思是指，人在白天有各式各樣的心智活動，像是學習、對外界的反應、情緒反應、思考等，而在夜晚睡夢中，也會有這樣的心智活動，只是和白天的心智活動差別在於，睡眠中所出現的常是無法理解及荒誕的內容，可能與現實世界接近或相反，也可能是誇大、虛幻，或是各種違逆現實的奇特情節等，是非常主觀的。

幾乎所有人都有做夢的經驗，雖然這數十年來隨著神經科學的進步，人們對於睡眠的神經生理機轉已比過往數百年有更深入的了解，但是對於睡眠中的夢境究竟從何而來？有什麼生理學或心理學的意義？甚至連「夢」的操作型定義是什麼都不夠明確。

由於夢的普遍性、神祕性與未知性，自古以來，人類將「夢」賦予許多超自然的解釋，有人認為做夢的時候，就是睡眠中「靈魂離開肉體」所產生的經歷；也有人認為，夢境是神給人傳達的訊息，透

過夢境人們可以了解神的旨意。希臘哲學家則認為夢是可以分析的，可能與做夢者白天的思想與經驗有關。

奧地利知名心理學家西格蒙德・弗洛伊德（Sigmund Freud）於 1899 年 11 月出版的《夢的解析（Die Traumdeutung）》應是大家最熟悉關於夢的近代著作，弗洛伊德認為夢都是「欲望的滿足」，是人類「潛意識」用以解決各部分衝突的一種方法，雖然這些論述是弗洛伊德自己的感性想法，即使缺乏科學論證，卻因為是有史以來第一本以科學來分析和研究「夢」的著作，因此，儘管未獲致所有人的認同，但人們還是認為它對心理學的發展有不小的價值。

夢與快速動眼期睡眠的關聯性假說，是由現代睡眠醫學巨擘 Nathaniel Kleitman 與他的學生 Eugene Aserinski 在 1953 年發現的。在一次偶然的機會下，Aserinski 觀察到他小孩睡覺時雖然眼睛是閉著的，卻會間歇性的出現眼球左右快速轉動現象，爾後也在其他人的睡眠中觀測到這種現象，因此他們將之稱為「快速動眼期睡眠」，而將沒有快速動眼的睡眠期就稱為「非快速動眼期睡眠」，兩種睡眠型態大約每一個多小時就會輪流出現一次。

而且有趣的是，如果人們在「快速動眼期睡眠」中被喚醒的話，多數人都可以描述當時自己是在做夢，也可以比較清楚地描述夢境的內容，因此，「快速動眼期睡眠」與夢境的關聯性假說就廣泛的流傳下來。雖然目前睡眠學界認為即使在「非快速動眼期」也有夢境產生的可能，但由於此時的心智活動無法將夢境內容有清楚的描述，因此很難了解「非快速動眼期」睡眠中的夢與「快速動眼期」的夢有何不同。

從而我們可以知道，夢的研究並不容易，需取決於個體對於夢境是否仍留存記憶。

前文曾提到，一個晚上可能會出現 4 至 6 次的快速動眼期，但一般人都不會記得晚上有做這麼多次的夢，多數只會記得睡醒前的最後一個夢；除非這個人在每次做夢後都有醒覺發生，那麼自然就會對這些夢都留存有記憶，也會感覺一個晚上做了很多次的夢，因此，我們可以說：是睡眠的連續性或深度不好才造成了多夢現象，並非多夢導致睡得不好，這是許多人常誤解的地方。

至於夢境內容到底是怎麼來的呢？古諺云「日有所思，夜有所夢」，目前認為夢的內容與現實生活中的人、事、物，以及醒著時的想法、情緒有很大的關聯性，但到底哪些清醒時候的經驗與內容會跑到夢中呢？這點確實是無法預測的。筆者認為，**與情緒連結性較強的事件，或者做夢者比較在意的事件，可能會比較容易跑進夢中**，只不過這些情緒有正向的也有負向的，至於什麼事情是做夢者所在意的？有時候連做夢者本身都不是那麼清楚的知道，這些或許是和情緒的調控與記憶的固化（memory consolidation，指將短期記憶轉化為長期）有關。

必須注意的是，快速動眼期（做夢期）在睡眠的下半夜所占時間比例較多，所以如果整體睡眠時間不夠長，如熬夜、失眠等，會導致快速動眼期睡眠減少，對於白天情緒的調控、學習與記憶會有負面影響。

非快速動眼期和快速動眼期 分屬兩套不同神經網絡控制

從神經生理機轉來看，睡眠中的「非快速動眼期」是由位於視交叉上方單獨存在的神經核，稱為腹外側視前核所發動，這些神經元以抑制性的神經傳導物質 GABA，來抑制位於腦幹的清醒系統，達成非快速動眼期的睡眠。相反的，「快速動眼期」睡眠則是由位於腦幹的神經元，透過下行投射來控制快速動眼期睡眠的產生。

如圖 9 所示，在清醒與「非快速動眼期」時，下背外側被蓋核（sublateral dorsal nucleus, SLD）可以啟動「快速動眼期」睡眠神經持續被抑制；在「快速動眼期」睡眠啟動時，這些抑制性的神經訊號則被關閉。

而「快速動眼期」睡眠中樞被活化後，上行神經會活化大腦皮質的活動，這可能與夢境的產生或記憶固化過程有關；而下行神經透過神經網絡，會抑制運動前神經元（premotor neurons）來降低肌肉張力，以避免人在做夢期間，身體將夢境裡的動作表現出來產生了傷害（這點我們在後面章節會再提到）。

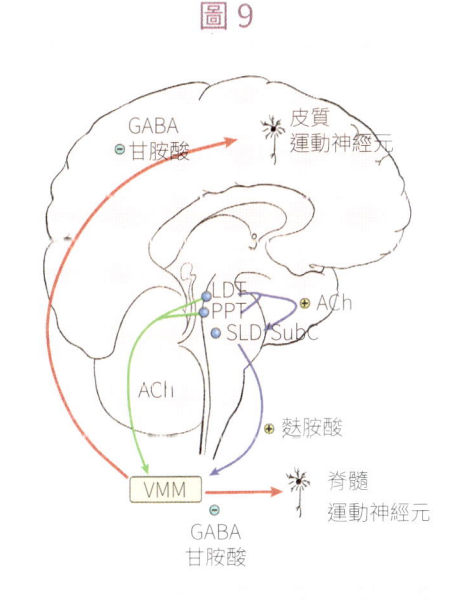

圖 9

02 淺談慢性失眠的生理機轉與其對腦部的影響

　　失眠是所有睡眠障礙中最常見的一種疾病，過去因為疾病分類系統不同，使失眠診斷出現不一致的結果，這也導致了失眠研究或臨床診斷的分歧與差異。所幸近年來，發展疾病分類架構的機構間開始合作，讓失眠症診斷的一致性提高許多，同時也刪除原發性[註24]與續發性失眠的區別，改為失眠症（insomnia disorder）的診斷。

　　目前對於慢性失眠的機轉並非十分清楚，而比較廣泛被人們接受的兩個慢性失眠理論，包含以下兩個面向——

　　首先是美國學者 Spielman 教授在 1986 年所提出的「失眠 3-P 模式」，他認為失眠的形成受到三個因子影響：

1. **前置因子（predisposing factor）**：指產生失眠問題的先天因子，例如焦慮的性格、凡事要求完美、成長與生活經驗、基因等，是不容易被改變的因素。
2. **誘發因子（precipitating factor）**：遭逢突如其來的壓力事件，

如人生重大失敗與打擊、疾病、中了大獎、親人離世等，這些事件通常是失眠的開端，但影響性會隨著時間而減緩。

3. **持續因子（perpetuating factor）**：發生失眠後出現的一些不恰當的想法、行為或習慣，如失眠後過度補眠、過於擔心失眠對身體或生活的影響、還沒睡卻一直擔心可能又會失眠等，這些不當反應導致了失眠的持續，是失眠慢性化的主要原因。

另一個失眠重要面向就是「過度覺醒」（hyperarousal），意思是失眠者整天都處於覺醒狀態，而這樣的過度覺醒可分為心理與生理因素，前者與「反芻（rumination）」有關，這是一個心理名詞，意思是反覆思索著已經發生過的事情，這通常也帶來負面意涵，比如跟情人分手後，反覆思索「為什麼會分手？」「我是哪裡錯了？」「如果當初怎樣、怎樣，是否就不會走到這一步？」等，長久以往，便有機會造成慢性失眠。

至於生理因素則包含了下視丘-腦垂體-腎上腺系統（hypothalamus-pituitary adrenocortical axis, HPA Axis）的過度激活，HPA Axis 有助於我們面對並因應外在的壓力，但過度激活可能就會導致過度覺醒而造成失眠。

長期睡眠不足、失眠所帶來的影響是很廣泛的，常見如認知功能衰退、日間感覺疲憊嗜睡、注意力不集中、積極度下降、情緒低落、容易煩躁等。

註 24：原發性是相對於續發性的一種概念，通常指某疾病導因於某些已知或未知的組織或者器官的問題，也有可能是基因上或先天體質上的問題。

在 1997 年 Dawson 等人的研究[註25]中，比較血中酒精濃度與睡眠剝奪（sleep deprivation，指實際睡眠長期少於自己所需的睡眠時間）對受試者任務表現的影響，結果發現：睡眠剝奪 17 至 19 小時者，任務表現能力下降的程度，相當於血中酒精濃度 0.05%（目前國內酒駕標準是血中酒精濃度 0.03%）；如果睡眠剝奪達到 20 至 25 小時，則會嚴重到影響開車的能力，此即相當於血中酒精濃度 0.10%。

由此我們可以知道，睡眠不足或是超過 17 個小時以上的睡眠剝奪，其認知功能的表現會像酒駕一樣「失控」！絕對不可等閒視之，輕忽對自身或他人的影響與危害。

臺灣有多少人罹患慢性失眠？

台灣睡眠醫學學會在 2019 年曾做過一個調查，發現國內慢性失眠的盛行率為 10.7%，這個數據與國外相當，顯見失眠問題相當嚴重，然而社會大眾對於失眠常有誤解，認為只有睡不著覺或者入睡困難才是失眠，其實依據目前臨床上對於失眠的診斷，凡是入睡困難、睡眠維持困難、早醒而無法再入睡等都是失眠症狀，只要這些情況每星期超過三天、達三個月之久，而且造成足夠困擾，並有生活功能上的影響時，就符合失眠的診斷標準。

失眠盛行率如此之高，過去的研究卻顯示民眾就醫比例不高，原因除了在觀念上不知道失眠會對健康造成影響外，也包括害怕吃安眠藥、覺得失眠會自己好等錯誤觀念影響。缺乏正確就醫觀念，導致錯失治療契機，使得原本短期的失眠發展成為慢性失眠，增加了後續治療的困難度。

註 25： Dawson, D., & Reid, K. Fatigue, Alcohol and performance impairment. Nature 1997, 388(6639), 235-235.

認知功能泛指**記憶力、語言能力、空間感、計算力、判斷力、抽象思考能力、注意力**等各方面的高階大腦功能。睡眠對這些高階認知功能有多少影響？我們可以再深入探討一下。

睡眠與記憶力（memory）

- 這幾年來被廣泛接受的一種假設是，睡眠參與記憶的重新處理並產生記憶固化，不論是非快速動眼期或快速動眼期的睡眠，似乎對於記憶固化都很重要（Nature Neuroscience, 3(12), 1235–1236.）。

- 目前的研究顯示，睡眠有助於強化大腦中的信息，以便在需要時可以回憶起來。非快速動眼期睡眠與「陳述性記憶」（declarative memory）比較有關，包括基本事實、統計數據之類的內容；而快速動眼期睡眠被認為可以增強「程序性記憶」（procedural memory），例如記住一系列操作的步驟等。

- 睡眠障礙對於利用非快速動眼睡眠和快速動眼睡眠建立和保留的記憶，可能同時都會造成破壞，研究甚至發現，睡眠不足的人有形成錯誤記憶的風險（Journal of Sleep Research, 25(6), 673–682.）。

睡眠與專注力（attention）

- 前文提到，睡眠不足會產生類似醉酒的影響，減慢人的思考和反應時間。此外，曾有研究針對 138 位受試者，分別在正常睡眠與睡眠剝奪兩種情況下進行測試，結果發現，睡眠不足會降低注意力與定位能力（attention and placekeeping），其中包括執行複雜指令工作（complex tasks）的能力也有下降情

形（Journal of Experimental Psychology. General, 149(4), 800–806.）。

睡眠與適應性（adaptability）

- 有一個研究測試 26 位 22 至 40 歲的受試者，在兩個晚上睡眠剝奪之後，與兩個晚上正常睡眠之後，比較他們做出正確決策的差異。結果發現，睡眠剝奪後會減少認知的靈活性，降低在不確定或不斷變化環境中的適應和發展能力。造成這種情況的主要原因是思維僵化（rigid thinking）和反饋遲鈍（feedback blunting），亦即在經歷睡眠剝奪後，受試者即時學習和改進的能力被明顯削弱（Sleep, 38(5), 745–754.）。

睡眠與情緒能力（emotional capacity）

- 睡眠不足與情緒改變，是最常被觀察的影響之一，儘管已有許多文獻顯示，睡眠不足期間情緒持續下降，但是較少關注到情緒感知、控制、理解、表達與興趣等其他面向。有研究發現，當我們在學習新事物、分析問題或做出決定時，識別當下的情緒背景通常也很重要，然而睡眠不足會阻礙正確處理情緒訊息成分的能力（Progress in Brain Research, 185, 105–129.）。

睡眠與判斷力（judgement）

- 在 2015 年的一個研究中發現，失調的情緒反應會損害判斷力，而睡眠不足的人更有可能因此做出冒險的選擇——犯下欠缺瞻前顧後、思慮不夠縝密的違失當中。處理和鞏固情緒記憶的正常機，轉會因睡眠不足而受到減損（The Journal of Neuroscience, 35(41), 13889–13895.）。

挑戰最長時間不睡覺？網紅玩命！

一名擁有 120 萬粉絲的 19 歲澳洲網紅諾姆（Norme）企圖挑戰前人於 1964 年創下連續清醒 264 小時 25 分鐘的世界記錄，在 2024 年 8 月 1 日連續 11 天沒睡，並全程於網路進行直播。

過程中可以看到，諾姆的身體狀況不斷惡化，不僅疑似出現幻覺、胡言亂語等，到第 10 天時更已經是「神志不清」的狀態。有不少粉絲擔心出「人命」而報警求助，因此救護車和警車都在諾姆家門外待命，隨時準備救人。

諾姆表示，他沒有諮詢過任何醫生，只是查資料後認為「沒有人曾因不睡覺而死」，所以覺得這項挑戰不危險。但實際上，多天沒睡已經對他的身體狀態造成嚴重影響，最後他在第 11 天放棄，未完成預定目標。

事實上，1964 年創下記錄的 17 歲男子蘭迪・加德納（Randy Gardner）是以「11 天不睡覺」作為科展題目，且有醫師從旁監視。根據媒體報導，參與計畫的醫師表示，加德納在不睡覺的第三天，就把街道標誌誤認為行人；到了第四晚出現妄想症現象，他深深相信自己是職業足球員，並對質疑他能力的人非常生氣。

在第 6 天時，開始失去控制肌肉的能力與短期記憶力；測試者請加德納從 100 開始倒數、每隔 7 唸出數字，但他數到一半就忘記自己在做什麼。據聞他在數十年後，60 多歲時，罹患了失眠症。

在加德納之後，有一位麥叼唐納（Robert McDonald）於 1986 年創下連續 453 小時 40 分鐘，即約 18 天 21 小時 10 分不睡覺的記錄，為目前世界記錄保持人。不過，金氏世界紀錄組織因考量長期不睡覺對健康、生命風險極高，自 1997 年起已停止認證這類挑戰。

（內容節錄自相關新聞報導）

03 失眠常見的共伴疾病與症狀

失眠可以是一個疾病的症狀，但也可能與其他疾病共同存在——有些時候是因為「疾病」而導致失眠，有些時候是「失眠」影響到疾病，當中關係必須靠醫師臨床診斷才能釐清，當然，在治療上會尋求一併處理較為完善。

常見出現失眠表現的疾病包括有身心症、神經系統疾病等，以下就針對失眠常見的共病做說明，期待讀者們也能夠了解這些相關疾病與睡眠之間錯綜複雜的關聯性。

1. 失眠 VS. 身心症

● 失眠與焦慮

焦慮是一種擔心和不安的感覺，出於害怕或在面臨壓力情況下感到焦慮，是正常的一種心理反應，但是對於焦慮症患者而言，這種痛苦會「過度」放大，恐懼與實際面臨的情況顯著不成正比，也會干擾日常生活。如果這些感覺持續存在超過六個月，那麼可能就要懷疑是有焦慮症了。

焦慮症症狀包括：極度緊張、注意力不集中、煩躁不安、恐懼或感覺厄運即將來臨、肌肉緊繃、呼吸和心跳加快、流汗、發抖、胃腸道不適、疲勞等，失眠長期以來也被認為是常見症狀之一，因為飽受憂慮困擾的人，經常會在床上反覆思考、擔憂導致無法入睡。

以憂慮為特徵的過度覺醒已被確定是失眠背後的關鍵因素，焦慮症患者往往有較高的失眠反應，這意味著在面臨壓力時，有可能更容易出現失眠問題。廣泛性焦慮症（generalized anxiety disorder, GAD）、強迫症（obsessive-compulsive disorder, OCD）和創傷後壓力症候群（post-traumatic stress disorder, PTSD）等各類患者大多都有失眠問題，像是就有研究顯示，超過 90% 的 PTSD 患者會失眠。

入睡時的困難會產生睡眠焦慮，而這些焦慮增強了人們對睡眠的恐懼感，這些關於睡眠的負面想法是一種「預期性焦慮」，會影響到健康的睡眠。許多研究曾針對焦慮和睡眠關係進行探究，發現焦慮和反芻會影響快速動眼期睡眠的夢境，因焦慮可能引發惡夢，進而增加睡眠中斷的可能性，並加劇對入睡的恐懼等；也有研究證據顯示，睡眠剝奪會引發或加重焦慮症；此外，有研究人員發現，焦慮的人在睡眠不足情況下，更容易影響到情緒的健康。

這種雙向影響意味著**焦慮和睡眠剝奪可以形成惡性循環，也就是說，焦慮會導致失眠，而失眠進一步會導致更厲害的焦慮。**

雖然焦慮症對日常生活的影響很大，但也是最容易治療的精神疾病之一，有持續焦慮和失眠問題者可以透過就醫，和醫師討論適當的治療方案，藥物上有抗焦慮劑、抗憂鬱劑等幫助緩解，或尋求臨床心理師採取認知行為治療（cognitive behavioral therapy, CBT），嘗試學習擺脫焦慮、放鬆的方法，將能更快速、平靜地入睡。

● 失眠與憂鬱

憂鬱症常伴隨睡眠問題，是**共病性失眠（即合併出現在其他疾病的失眠）**常見的一種精神疾病，患有憂鬱症的人可能會發現夜間難以入睡和容易睡眠中斷，但是在白天又有過度嗜睡的情況，了解睡眠與憂鬱之間的關係，是改善睡眠品質和更好地管理憂鬱症的重要議題。

如同上述的焦慮症，憂鬱症與失眠也存在著雙向關係，也就是說，失眠會導致憂鬱症的發生，而患有憂鬱症也會使人更容易出現失眠。由於是雙向關係，臨床上很難分辨失眠和憂鬱症是哪個先發生。研究顯示，大約 40% 的失眠患者有憂鬱症；而高達 80% 的憂鬱症患者會有失眠。

憂鬱症的特徵是持續出現悲傷、失望和絕望，失去快樂的感受，這些情緒會導致日常活動困難，當這些情緒持續超過兩週，幾乎每天且是一整天都會有這種感覺時，極有可能就是罹患了憂鬱症。

雖然有憂鬱症的人不在少數，但好在接受治療的患者睡眠品質也會有所改善，和焦慮症一樣，除了藥物以外，憂鬱症亦可透過多種類型的諮商來輔助治療，包括認知行為療法和人際關係療法（IPT）等。目前比較新興的治療也有腦刺激療法，當藥物和其他方法無效時，醫師會考慮給予電痙攣療法（electroconvulsive therapy, ECT），或新興的重複經顱磁刺激（repetitive transcranial magnetic stimulation, rTMS）和迷走神經刺激（vagus nerve stimulation, VNS）來治療。

此外，規律運動已被證明可以顯著減少憂鬱症狀並且改善睡眠，是促進睡眠和心理健康的絕佳選擇，但是**運動時間請考慮安排在上半天時間進行**，避免太晚才做運動影響入睡。

2. 神經系統疾病的睡眠問題

● 睡眠與失智症

很多人好奇，長期失眠或使用安眠藥，會不會增加失智風險？根據 2018 年臺灣本土的健保資料庫研究顯示，**20 歲以上失眠患者罹患失智症的機會較一般人高兩倍，而且愈年輕的失眠患者將來發生失智症的風險愈高**[26]！2024 年的統合分析研究亦顯示，不同的睡眠障礙都有可能增加失智症風險，例如失眠會帶來 1.43 倍的風險、睡眠呼吸中止症會帶來 1.22 倍的風險，其他像是睡眠中斷或睡眠動作障礙等，亦都顯著增加了未來失智的風險[27]。

睡眠障礙引發失智的機轉相關理論有很多，包括失眠導致的代謝性異常與血壓增加、氧化壓力的增加、慢性發炎、記憶固化的減少等，這些機轉單獨或者綜合起來都可能是引發失智的原因。不過最近幾年還有一個比較受科學界注意的是大腦的「膠淋巴系統」（glymphatic system），我們知道失智症主要類型——阿茲海默症最重要的致病機轉之一就是類澱粉蛋白（amyloid protein）的堆積，與慢性發炎導致的人腦神經元凋亡。

為什麼患者人腦會有這樣的變化？

有一部分可能與遺傳有關，遺傳上的變異導致類澱粉蛋白的分解出現不同結果，在失智症病人身上，這些裂解異常的蛋白容易堆積、造成傷害；另外一部分，可能就與這些有毒蛋白的排除異常有關。我

註 26： BMC Psychiatry. 2018; 18: 38.
註 27： J Neurol . 2024 Jul;271(7):3782-3793. doi: 10.1007/s00415-024-12380-7.

們知道中樞神經的淋巴系統比較欠缺，所以當大腦要將這些代謝廢棄物排除時，需要借重一個特殊的「膠淋巴系統」來處理，這個膠淋巴系統在深度睡眠的時候會有較多空間，讓腦脊髓液流過細胞間隙，從而將這些有毒蛋白給帶走，減少對神經細胞的破壞。

當然，上述理論仍需要更嚴謹的科學驗證，不過卻是再一次印證了睡眠對大腦健康的重要性。

至於失智症患者的睡眠問題，來自於外部與內部因素。外部因素包含環境刺激的減少（如獨居、白天光照不足），與睡眠環境中過多噪音與燈光的干擾；內部因素則是疾病本身帶來的中樞神經退化問題，影響到控制睡眠的神經系統導致睡眠紊亂，其中較有可能影響睡眠的包含位於 Meynert 氏基底核的膽鹼型神經元、腳橋腦被蓋核、背外側被蓋核及腦幹的正腎上腺素神經元等，是導致失智症病人快速動眼期睡眠減少的原因，而視交叉上核 SCN 的退化可能是患者晝夜節律紊亂的主要原因。

其他導致病人出現睡眠障礙的內部因素，還包括憂鬱、因年紀造成睡眠結構的改變、生理時鐘改變、藥物影響等。

失智症病人的睡眠結構明顯的與常人不同，特徵為睡眠效率（sleep efficiency, SE）下降、NREM 睡眠中的 N1 增加、REM 睡眠的減少、睡眠片斷化以及總體睡眠時間的減少，這些症狀都會隨疾病的進展而愈發嚴重，特別是「日落症候群（sundowning syndrome）」，病人常常在傍晚過後出現思緒紊亂、遊走、坐立不安、躁動、憤怒、幻覺與妄想等症狀，如果沒有妥善處理與治療，恐將更進一步讓睡眠的狀況惡化。

● 睡眠與巴金森氏症

　　巴金森氏症是神經退化性疾病中，罹病人數僅次於阿茲海默症的疾病，也是在睡眠障礙門診中常見的神經系統疾病，發生原因是大腦中分泌多巴胺（一種大腦神經傳導物質）的神經退化所導致，盛行率在 60 歲以上可達 1%，80 歲以上則可達 5%，在臺灣估計有約 8 萬人患有此症，對長者的健康造成莫大影響。

　　眾所皆知巴金森氏症主要症狀是動作障礙，如靜止性顫抖、僵直、運動不能、平衡障礙等，這些動作上的障礙會造成生活上極大不便，也是過去治療成效的主要標的。但是這幾年來，越來越多治療巴金森氏症的醫師逐漸注意到，非動作障礙症狀對病人生活品質的影響並不亞於動作障礙，而在非動作障礙症狀中，睡眠障礙就是最主要的就醫因素之一，大約有 60-90% 的巴金森氏症患者會抱怨其睡眠問題，可說是對生活品質造成最多的影響。

　　巴金森氏症患者常見的睡眠障礙包括：**失眠、日間嗜睡、不寧腿症候群、夜間肢體抽動、快速動眼期行為障礙等**，失眠可能與患者的情緒有關，有些也可能是因治療藥物所導致，藥物的過量或不足有時會導致肌張力不全引發疼痛，如果在睡眠當中發生，就會影響到病人睡眠的品質與持續性。

　　至於日間嗜睡除了受前述失眠因素所致，也可能導因於其他類型的睡眠障礙影響，治療巴金森氏症的藥物當中有些可能造成嗜睡的副作用，可以與醫師討論後做最佳的藥物配置與調整。另外，少數病人由於神經退化，可能合併有下視丘泌素的神經元數量減少，導致猝睡症的產生。

　　從「多項式睡眠生理檢查」（polysomnography, PSG）中可

以看到，巴金森氏症患者的睡眠會有一些狀況，包括睡眠效率明顯較同年齡的健康者下降、入睡後清醒時間（wake after sleep onset, WASO）明顯增加、睡眠容易片斷化、慢波睡眠跟快速動眼期睡眠都會減少，另外就是快速動眼期睡眠中的肌肉張力沒有下降或消失，這點可能與快速動眼期行為障礙（RBD，可參閱 P.159）的症狀有關。

由於 RBD 的症狀導因於上述腦幹中調控「快速動眼期睡眠」肌張力消失的神經退化所導致，因此 **RBD 甚至常常比動作障礙的症狀更早出現在病人身上**，所以不論是病人或是臨床醫師應多加注意，或許有助於提早診斷神經退化性疾病，可以及早進行治療。

3. 睡眠障礙 VS. 心、腦血管疾病

近年來，臨床睡眠醫學最重要的發展就是，我們已經清楚地了解到睡眠呼吸中止（obstructive sleep apnea, OSA），可以間接或直接地導致各種心血管與腦血管疾病的病程進展、發生機率以及死亡。其中包括了幾項研究都提供相當足夠的證據，略微整理如下。

2002 年有項國外研究對 OSA 患者做了 7 年的長期追蹤，結果發現，未治療 OSA 的病人有 25% 發生了冠狀動脈疾病，相對的，有治療 OSA 的病人僅有 4% 發生冠狀動脈疾病[註28]。另一項大型的觀察性研究[註29]觀察 1000 個 OSA 病人長達 10 年以上，結果發現 OSA 病人（AHI[註30]大於 30，或者 AHI 介於 5 至 30 之間但是有日間嗜睡症狀）未接受治療的話，那麼不論是致死性或非致死性的心血管事件發生率，均顯著高於健康的受試者；然而若有接受 CPAP（Continuous Positive Airway Pressure，於睡眠時配戴「連續陽壓呼吸器」）治療，其心血管事件的發生則與健康受試者相當。

由於睡眠呼吸中止會導致睡眠中反覆出現缺氧及復氧的狀況、

血液二氧化碳濃度的波動以及胸腔內負壓的波動，這些急性機轉會導致氧化壓力的上升、凝血機能的增加、交感神經的過度活化、血管內皮功能障礙等變化，而這些變化是造成**高血壓、粥狀動脈硬化、肺高壓、心臟功能障礙、腦中風**的主要病理機轉。

其中尤其重要的就是高血壓，目前已知 OSA 是高血壓的獨立危險因子[註31]。在一個縱向研究中發現，經 4 年追蹤，AHI 5 至 15 的病人新診斷出高血壓的風險為正常人 2 倍，如果 AHI 大於 15 者則風險為 3 倍[註32]。

高血壓病人中有將近一半的人都有 OSA，且研究已經證實，有效的治療 OSA 可以改善血壓，而我們也知道高血壓是腦中風與心肌梗塞重要的危險因子，因此正確診斷與治療 OSA，除了**改善睡眠品質，減少日間嗜睡，更可以有效達到預防心血管與腦血管疾病的效果**，這點值得大家重視。

然而腦中風族群在治療上較不容易落實，因其肢體無力可能導致操作 CPAP 機器與調整面罩困難，影響使用順從性，也可能出現一些衍生性問題，例如 CPAP 的陽（正）壓可能導致嗆咳更容易發生、預防中風的藥物導致鼻腔更容易出血等，因此如何針對中風病人提供更好的治療，仍是目前需要克服的課題。

註 28： Am J Respir Crit Care Med 166:159-165, 2002
註 29： Sleep Heart Health Study
註 30： 呼吸中止及低通氣指數（Apnea Hypopnea Index, AHI），臨床上較常稱為「睡眠呼吸中止指數」，是睡眠中每小時呼吸中止加低通氣的次數。
註 31： Sleep 31:1071-1078, 2008
註 32： N Engl J Med 342(19):1378-1384, 2000

4. 睡眠與頭痛

頭痛和睡眠障礙都是一般人很常見的疾病，這兩個疾病也確實經常同時發生在同一位病人身上。壓力是頭痛和睡眠障礙的主要因素，這兩種疾病已被證明與憂鬱和焦慮有關，所以究竟頭痛和睡眠障礙的關聯性是巧合？還是因為這兩個疾病恰巧也是其他潛在問題的常見症狀呢？

常見的偏頭痛（migraine）、叢集性頭痛（cluster headache）和較為罕見的睡眠頭痛（hypnic headache）是與睡眠最相關的原發性頭痛，以下我們就針對這些頭痛類型與睡眠的關係做進一步的探討。

● 偏頭痛

偏頭痛是最常見的神經系統疾病，也是最常見的原發性頭痛，其特徵是單側、搏動性、中度至重度疼痛、會因活動而加劇、常合併噁心或嘔吐症狀、會有畏光（photophobia）或聲音恐懼（phonophobia）等情況。女性較男性容易罹患偏頭痛。

除了食物或其他環境因素可能誘發偏頭痛的發作外，不論是醫師或病人都可以觀察到睡眠對頭痛發作的影響：

- 睡眠時間過少、過長或不規則，都可能引發偏頭痛發作。
- 慢性頭痛患者也常有睡眠障礙或睡眠品質不佳的問題。
- 很多偏頭痛患者發現，有時候睡覺可以幫助緩解頭痛[註33]。

上述這些觀察都支持頭痛和睡眠之間存在某些微妙的關係。

睡眠不足容易導致偏頭痛發作，有學者發現，可以透過前一天

晚上的睡眠時間來預測偏頭痛[34]。此外，睡眠時間短的人比睡眠時間長的人有更頻繁的頭痛，也更有可能在早晨醒來時出現頭痛。

睡眠障礙已被認為是僅次於壓力導致頭痛發作的主要誘因。相反地，偏頭痛患者也普遍存在睡眠問題，有超過三分之一的偏頭痛患者表示，難以啟動和維持健康的睡眠模式[35]，顯示兩種疾病相互影響，易使問題雪上加霜。

依據研究文獻及筆者過去治療失眠與偏頭痛病人的經驗，建議有偏頭痛的患者一定要儘量保持作息的正常，不要有太劇烈的作息改變，也比較不適合做輪班工作。

偏頭痛可能在夜晚睡眠期間或短暫的白天小睡後出現。睡眠長度建議要儘量每晚達 7 至 8 小時，不該睡覺的時間不要隨意小睡，以免在小睡後偏頭痛發作，但是如果發作了，除了依照醫師指示使用阻斷頭痛的藥物外，不妨嘗試小睡片刻看看是否有機會緩解頭痛。

● 叢發性頭痛

叢發性頭痛則是一種好發於男性的原發性頭痛，特徵是非常嚴重的單邊頭痛，位置在眼睛或是太陽穴靠近大腦顳葉區域，通常會合併流眼淚、紅眼睛以及同側鼻塞等症狀，持續時間介於 30 分鐘到 3 小時之間，一天內有可能發作至三次之多。

雖然每個人發作的時間不一樣，但都會像**設了鬧鐘一樣定時發作**，除了每天在固定的時間發作，也可能會在每年的特定時間發作，

註 33：J Neurol Neurosurg Psychiatry, 45 (1982), pp. 223-226
註 34：Cephalalgia, 21 (2001), pp. 262-263
註 35：Headache, 45 (2005), pp. 904-910

這也就是它被稱為叢發性頭痛的原因。

這種在特別時間密集發作的特徵，主要和睡眠及大腦下視丘功能有關，下視丘在人體扮演的角色就是一個生物時鐘，叢發性頭痛好發於晚上或半夜，通常是在入睡 90 分鐘後，也就是在睡眠進入第一個「快速動眼期」時。我們知道腦幹在快速動眼期是處於一個不反應的狀況（以此減少運動訊號下傳到運動中心，抑制睡眠中身體出現動作），而它同時也是疼痛調節的中心，因此當疼痛調控功能被抑制，可能與叢發性頭痛容易在這個階段發作有關。

● **睡眠頭痛**（hypnic headache）

睡眠頭痛是一種較罕見、只發生在睡覺時候的頭痛，好發於老年人，病人通常是在睡眠中整個頭被中等程度的痛給痛醒，發作時間不超過一個小時，這種疼痛通常是一個禮拜發作幾次，且於每天晚上特定時間發作。目前對於引發睡眠頭痛的機轉仍不明，有一個假說認為是下視丘老化，無法分泌足夠的褪黑激素，進而造成睡眠頭痛。

所幸睡眠頭痛症狀不是那麼嚴重的病人，可能只會有輕微睡眠中斷或是睡眠節律的改變，不至於造成生活上太大的影響。較特別的是，多數人認為咖啡因會影響睡眠，但**睡前飲用一小杯咖啡卻可以減少睡眠頭痛發生的機會**註36。若是使用咖啡無效或者不適合飲用咖啡的話，可以使用褪黑激素、鋰鹽或非類固醇消炎止痛藥（NSAIDS，如 indomethacin）來給予治療及幫助改善。

註36：Holle D, Obermann M. Hypnic headache and caffeine. Expert Rev Neurother. 2012;12:1125–1132.

PART
3

各年齡層／
族群常見睡眠困擾

01 幼兒（1～6歲）

案例

孩子小時候曾經有一段時間，晚上會睡一睡之後突然「醒」來（但眼睛沒有打開），大聲嚎哭，那種哭的聲音帶著驚恐、悲傷、憤怒……，有時還會拳打腳踢，且難以制止，旁人怎麼叫都叫不醒，不論是大聲跟他說話、或是輕拍安撫都沒效，總是要哭到他自己情緒停下來為止，前後歷程約5至10分鐘。

記得那幾個月時間，晚上都被吵得無法安眠，每晚從「發作」數十次到1、2次，持續至2歲半左右。剛開始發生時，真的會有點害怕，懷疑是不是遇到「不乾淨的東西」，也嘗試過一些民俗方式，拜拜、收驚什麼的，但都沒什麼改善。後來上網詢問身邊的朋友才知道，原來不是自己獨有的特殊情況，大家都曾遇到過。

A媽媽說：「晚上會拳打腳踢的閉眼大發雷霆，也曾一直大哭，眼睛張開了，但魂還在夢境裡」，B媽媽說：「不只大哭……還有大笑笑醒」；然後C媽媽建議：「是不是最近生活上有什麼變動？之前我兒戒奶嘴，半夜會哭，我就睡前都給他心靈談話一下，給他勇氣，之後就漸漸不哭了！不過通常無事夜啼，我第一件事就是去行天宮收

驚」，最特別的是 D 媽媽，她說使用過「電子收驚」的妙招：

「我兒子從小每晚都閉著眼大哭十幾次或更多，而且贈送媽媽拳打腳踢，不讓人睡覺。有一天我看到網路上有人說可以播六字大明咒或心經給孩子聽，便用手機下載 APP，半夜孩子哭超過兩次就放，還真的很有效！第一次聽，從哭十幾次變兩次，後來只要放了就幾乎沒哭，現在已經滿久沒哭，所以沒再聽了（因為媽媽沒什麼靈性，聽那個睡不著）」。

像這種情形，鄒醫師怎麼看？

鄒醫師告訴你

這是「夜驚（night terror）」。首先要釐清，它不是一種疾病，而是成長過程中睡眠的一個症狀：

小孩在睡覺時突然坐起，並表現出驚恐、驚嚇的表情，也常伴隨尖叫、哭鬧，呼吸急促、心跳加速、盜汗等症狀，少數會發生「無意識狀態」下床活動導致受傷的情況，是常發生在深睡時期的一種「異睡症」。

夜驚

由於正常睡眠結構，深睡期在夜晚的前三分之一占比較高（如圖 10），而夜驚通常是在睡著後 1 到 2 小時，進入深睡期才會出現的症狀，因此大部分出現在睡眠的前半夜，每次發作通常僅有 5 分鐘左右，極少超過 10 分鐘以上，且在發生時沒有意識，即便事後詢問，也不會對過程有記憶。

圖 10 睡眠圖

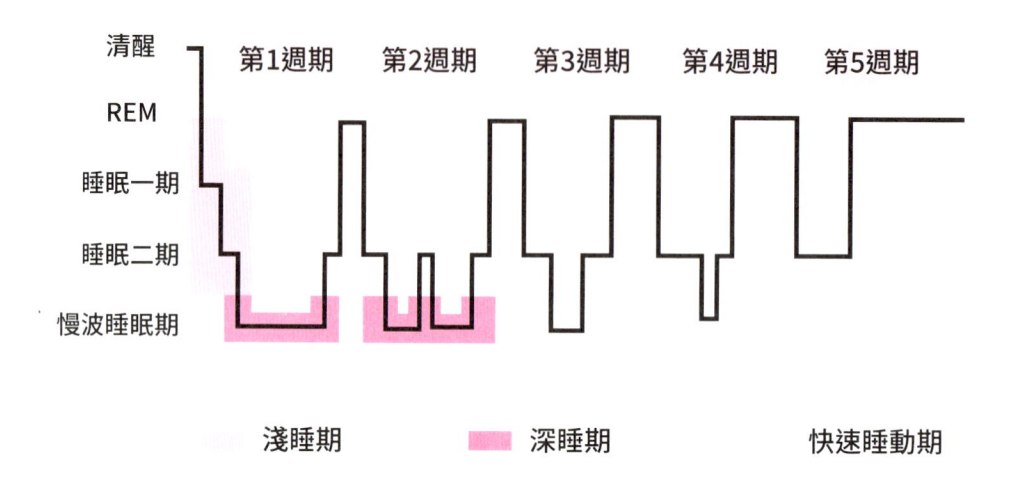

| | 第1週期 | 第2週期 | 第3週期 | 第4週期 | 第5週期 |

清醒
REM
睡眠一期
睡眠二期
慢波睡眠期

淺睡期　　深睡期　　快速睡動期

　　由於夜驚症狀通常很嚇人，年輕的新手爸媽可能也沒見過，此時若詢問家中長輩可能會說是「驚到（台語）」、卡到陰，或者是中到煞，因此多數人會依照民間信仰去廟裡收驚、祭改，祈求不好的靈體能夠不要再影響小朋友。然而求取心靈平安無可厚非，比較擔心是遇到不好的神棍或者是居心不良的道士，花錢消災也就算了，倘若還用了一些來路不名的符水來去災解運，難保不會對小孩的健康造成另外的危害。

　　其實**夜驚是大腦發育尚未發展完成的一種睡眠表現**，目前普遍認為與深睡期及快速動眼期這兩種睡眠狀態間不正常的切換有關，通常等到孩子發育成熟一點之後，這種現象就會漸漸消失，一般不會需要任何藥物的治療。家長如果對成因有正確理解，就不會有太多恐慌。

不過確實有些情況會讓小朋友更容易出現夜驚的狀況，父母親可以在生活上儘量避免來減少發作。容易促發的因素包含：發燒、白天過於興奮與勞累、平常睡眠不足、突然遇到壓力事件等，小孩在睡覺前應儘量做比較靜態的活動，不要過度的興奮，也要避免聽太過緊張懸疑的床邊故事，及看過度聲光刺激的影片。

而像前面案例提到播放大明咒或心經給孩子聽，或由家長讀些輕鬆的床邊故事、唱溫和曲調的催眠曲給孩子聽等，來減少夜驚的發生，其實都有異曲同工之妙，有助於孩子睡眠情緒的安撫，讓睡眠變得安穩，是可以參考的做法。

值得一提的是，照顧者遇到小孩出現類似夜驚症狀時，**不要嘗試叫醒或搖晃小孩，因為此時他正在深度的睡眠，有時候叫醒反而會有「混淆清醒（confusional arousal，詳見下頁說明欄）」的狀況**，若同時還合併有夢遊情形，只要做好保護與陪伴，再引導小朋友回復睡覺即可。

有些例外狀況讀者可能要提高警覺，像是出現明顯肢體抽動、流口水、身體僵直，或小朋友夜驚發作的次數過多，讓日常睡眠受到干擾，又或是夜驚發作時間超過 30 分鐘以上、白天清醒時也有害怕驚嚇的表現等，以上這些有可能並非單純的夜驚，如果觀察到小朋友有上述這些情況，應該要帶去就醫，跟醫師討論是否為其他的問題。

混淆清醒（confusional arousal）

「混淆清醒」也有人翻譯為「醒覺混淆」、「意識不清的喚醒」、「混亂型覺醒」或「覺醒困惑症」等，好發於嬰幼兒，通常在 5 歲以下出現，並隨年齡增長而消失。依據美國睡眠學會的統計，孩童約有 17% 的人會出現混淆清醒，成年人僅有約 3% 的人發生（引用自：https://aasm.org/new-study-in-the-journal-sleep-finds-that-violent-behavior-that-occurs-during-disorders-of-arousal-is-provoked/），跟其他深睡期的異睡症一樣，主要發生原因與大腦的成熟程度有關。

和夜驚略有不同的地方是，「混淆清醒」發生時會呈現「類清醒」的狀態（可以想像成類似酒醉那樣），眼睛是張開的，還可能伴隨一些奇怪的動作，但不若夜驚那樣大吼大叫或展現高亢情緒。人通常仍待在床上，不會下床，唯講話與思考會變得奇怪及緩慢，且失去正常的定向感與反應。

	混淆清醒	夜驚	夢遊
下床	X	X	✓
動作	躺床	坐起	遊走
夢話	含糊發聲	尖叫，哭泣	✓
記憶	X	X	X
好發族群	兒童	幼兒	兒童、大人

「混淆清醒」和夜驚、夢遊等同屬非快速動眼期的「異睡症」，是在深睡期轉換為較淺睡眠時的一種不正常睡眠狀態，一般發生在睡著後 1 至 2 小時的時間點發生，發作期間約為幾分鐘，不過也有人時間會稍長。由於是出現在深睡期，所以當事人通常不會對事發過程有任何的記憶。

惠雯觀察筆記

每個小孩都會出現夜驚嗎？等年紀大一點就會自然改善？

鄒醫師告訴你

夜驚不是每個小孩都會有，但在幼兒期發生的比例很高，平均發生年齡大約是在 4 歲前後，唯個體差異性大，有些等年紀大一點就會自然消失，有些甚至在成年之後仍繼續出現夜驚的症狀，只是次數可能變得極少。

夜驚和大腦發育有關，一般認為腦部發育是在 25 歲左右變成熟，也有人到 30 歲以後才完全成熟，所以症狀持續的年紀不一，所幸夜驚只是單純睡眠中出現的一種特殊現象，不會影響到睡眠品質或白天的精神。

其他在這個年齡階段常出現的睡眠情形（問題）還有：

夢魘

睡到半夜因為做惡夢（夢魘，nightmares）而驚醒，相信這個經驗多數人都有經歷過，通常驚醒後還會對夢境中的人事物歷歷在目，心理的驚恐或害怕情緒也還留存，如果這時候請個案描述夢中的情景，通常都可以詳細描述出內容。

目前我們知道快速動眼期的睡眠與記憶及情緒的調控有很大的關係，且在這個階段，通常都會有夢境產生。惡夢與前述的夜驚最大不同點是，這個睡眠階段做惡夢小孩通常能記得夢境有多駭人，醒過來之後，會伴隨出現驚恐、盜汗、心跳加速等交感神經興奮的反應。

如果孩子有尋求父母的安慰，請不要吝於抱抱、拍拍他們，給

他們一些聲音或者語言上的安撫，讓他們得到想要的安全感，等小孩情緒平復後再引導回去床上睡覺。有些小朋友因為夢境太過於可怕，所以不願意回到床上去睡，想要賴在父母房間尋求安慰時，儘量不要無情地拒絕，不然可能會增加孩子的負面情緒。

惡夢在 3 至 5 歲孩子的發生機率可高達 50%，男女發生機率沒有差異，6 至 10 歲則是惡夢發生的高峰。隨著年紀增長與掌握情緒的能力提升後，做惡夢的情形通常會減少。

父母親如果遇到小孩太常做惡夢的情況，應仔細探索背後可能的原因並積極處理，其中常見原因可能是家中成員間相處氣氛造成焦慮與不安，或者是在學校有人際關係的問題，甚或被霸凌等。此外，

發生在睡眠中的異常，並非全是睡眠障礙！

有少數癲癇患者只會在睡眠中發作，稱為睡眠癲癇（sleep-related epilepsy），就診時很容易被誤以為是睡眠問題。在臺灣癲癇人口約有 20 萬人，這類病人約占所有癲癇病人的十分之一，等於約有 2 萬人是睡眠癲癇；比例上，小孩跟老年人可能多一些，但原則上在各年齡層都有可能出現。

癲癇是腦部神經元功能失常，導致不正常放電所引起的精神、運動、感覺，或自主神經活動的障礙，主要透過腦電圖、腦部影像檢查，以及醫師問診來做判別。一般人所熟悉的癲癇表現，常為眼睛上吊、口吐白沫、肢體抽搐等情形，但睡眠癲癇患者比較容易出現不正常放電的位置是在大腦顳葉或額葉，病人會有比較複雜的行為，像是一些較詭異、重複性、有目的性的動作等，且特別容易在睡眠中發作，造成診斷上的混淆和困難，如果沒有找到真正原因，將影響治療方向和成效。

睡眠癲癇在臨床上不容易與異睡症（如上述的夜驚、夢遊等睡眠疾病）作區分，所以在此做個提醒。

營造溫馨的臥室環境會有幫助，例如可以將臥室的顏色及燈光做一些調整，讓色調變得較溫馨（通常選用低色溫的暖色光能維持褪黑激素的分泌，有助睡眠）；建立規律的睡前儀式、給孩子她喜愛的玩偶做陪伴、放一些輕柔的音樂等，這些都是減少惡夢發生的好方法。

如果這些做法都無法讓小朋友的惡夢減少，則可考慮尋求兒童精神科醫師或者兒童心理師的協助。

各種睡眠症狀比較表

	夜驚	混淆清醒	夢遊	夢魘	睡眠癲癇
出現時段		上半夜（深睡期）		下半夜（快速動眼期）	睡眠期間都可能發生
症狀	睡覺時突然坐起，閉著眼，並伴隨尖叫、哭鬧、拳打腳踢等驚恐狀態。	「類清醒」狀態，似被喚醒、實則在睡，眼睛是張開的，會有一些奇怪的動作。	大腦處於半睡半醒的狀態，會走動、拿物品、說話等，但情境上卻可能是錯亂的。	睡眠中出現可怕的夢境，醒來後有驚恐、盜汗、心跳加速等反應。	無意識行為（automatism）多，如喃喃自語、手亂抓東西、反覆解扣動作、嘴巴發怪聲、四處亂走、跑步等。
能否喚醒		難以喚醒		通常可以	不一定
有無記憶		清醒後沒印象		記得	不一定
處置原則	避免叫醒小孩，確保安全即可。	可嘗試做一星期的睡眠記錄，找出固定發作的時間，然後在發作前15分鐘把孩子叫醒，再讓他重新入睡，持續約一個月可改善。	適度做好保護措施，不要叫醒孩子，靜待夢遊結束，即可重新入睡。	1. 予以安撫、安慰，引導重新入睡。2. 瞭解背後可能原因、改善睡眠環境等，減少發生頻率。	1. 和一般癲癇處置方式一樣，以保護為主，避免嗆到、摔傷等。2. 應就醫檢查。

尿床

「小兒尿床」定義的時間點，通常是指心智年齡達 5 歲以上，且已經可以控制排尿，卻仍發生每個月至少一次或一次以上的尿床。

根據過去的統計，多數小孩在 3 歲左右就能夠控制白天的排尿，而有夜間尿床情形者約占 22%，不過即使沒有接受任何治療，這些孩子也會逐漸地減少夜尿——到了 7 歲剩下 10%，10 歲剩下 5%，15 歲以上就僅剩 1~2% 的小孩會尿床，即使到了成年階段，也還有約 1% 的人會尿床（其中男性尿床的情況比女性多，但是到了 11 歲以後男女的比例就比較接近）。

目前醫界將尿床大致區分為原發性與次發性，「原發性」是指小孩從出生後一直都持續有尿床的情況，而「次發性」是指在停止尿床至少六個月或一年以上之後，又再發生尿床的狀況。其中原發性尿床約占 90%，可能與遺傳或發展成熟的速度有關。過去的研究發現，尿床患者高達 7 成有家族史，像是父母都有尿床情況者，下一代發生尿床的比例可高達 77%。

而次發性尿床通常和身體疾病或心理因素有關，這部分有機會透過正確診斷與治療讓尿床情況減少甚或消失。

尿床原因有很多，**心理壓力被認為是次發性尿床的主要原因之一**，例如，有學者認為是父母面對原發性尿床有錯誤認知、衍生應對態度不當，繼而造成孩童情緒上的壓力。

此外，過去也有精神科文獻提到，**尿床是退縮和獲取更多照顧和注意的行為表現**，容易出現在父母親死亡、離異、弟妹出生、搬家、轉學……心理壓力事件之後，但可惜的是，大部分尿床使用心理治療是無效的。

尿路感染在尿床的評估上，也是常要考慮的重要因素，有許多研究發現，菌尿症會增加膀胱的不穩定性，白天和晚上皆會造成不可抑制的膀胱收縮，研究也顯示，有菌尿症的尿床病人，接受治療後有25%的人症狀會獲得緩解，因此排除尿路感染的可能性，是改善尿床中相當重要的一環。

　　另外就是任何會造成多尿的因素，都可能增加小朋友尿床的機率，如傍晚或夜間飲用過量的水分導致尿液量增加，尤其孩童的膀胱容量較小，如果未能及時起來如廁，自然就會增加尿床的機會。

　　還有一些疾病：如糖尿病、尿崩症等問題，也會增加小朋友的尿量，增加尿床的機會。

　　其他較少見的原因，如脊椎發育異常導致控制排尿的神經受到壓迫，也可能導致尿床，不過這應該由醫師仔細檢查、釐清。

　　由於尿床都是發生在睡眠期間，因此有學者認為尿床可能也算是一種睡眠問題，有人認為尿床和小朋友睡得太熟有關（學理上，當人進入深度睡眠後，其喚醒的閾值就會增加，因此要感受到尿意而起床如廁會比較困難，以往有研究確實找出證據支持此一論點）；但也有研究發現，這些尿床的小朋友反而睡眠較淺，因此目前可能還無法下定論。

　　父母遇到小孩尿床通常都很困擾，除了常常要清洗床單、棉被、衣物的疲累外，通常也會過度擔心小朋友的成長發育有什麼問題？或是擔心心理狀態，懷疑在學校的學習情況、與同儕相處上是不是有什麼異常？有的父母還會以為是自己管教過於嚴苛，使得小朋友出現尿床的狀況。

　　就以上討論而言，其實多數孩子在身心逐漸發育成熟以後，尿

床都會自然減少，所以父母不必過度擔憂，也不要過度責難，建議給予孩子適當的心理支持是非常重要的，以下提供一些可以施行看看的小撇步，或許可以減少尿床的發生。

1. 減少水分的攝取，尤其是傍晚以後。
2. 養成睡覺前先排空膀胱的習慣。
3. 可以設定鬧鐘讓小朋友在睡眠一段時間後，先起來上廁所，讓膀胱不要累積過多的尿液。
4. 白天的時候可以適當訓練小孩憋尿的能力（有尿意時不要馬上去上廁所，忍到尿急時才去），加強對括約肌控制的能力，也有助增加膀胱的容量。
5. 如果連續幾天沒有尿床，給予適當獎勵，讓小朋友在控制尿床的行為上獲得正向回饋。

　　如果以上的做法都無法讓尿床次數減少，或者尿床本身已經造成小朋友過大的心理壓力，又或是懷疑有次發性尿床的可能因素存在時，就應該尋求醫師的專業協助，否則可能影響到未來的人際交往，像是小孩因此不太敢參加團體活動，特別是要過夜的活動，個性也會較自卑沒自信。

02 學齡兒童（7～12歲）

案例

好友林媽媽的孩子在小學二、三年級時，曾多次發生「夢遊」情形，其中一次是半夜起床、半夢半醒，以為是要走去浴室解尿，卻走到客廳把大門打開，然後又關上門，轉身走回房間。一向晚睡還在客廳看電視的奶奶目睹全程，覺得孫子行徑莫名怪異。

後來又一次同樣半夜起床，這次是走到冰箱門前，把冰箱門打開，然後居然對著冰箱做出想解尿的動作，險些讓裡頭的食材被尿襲……，這次是熬夜未睡的媽媽親眼目睹，趕緊阻止，才沒發生「慘劇」。家長認為是孩子從小有嚴重鼻子過敏、睡不好有關，原本孩子就常做惡夢，到學齡階段可能也受到課業或同儕相處關係影響，感覺孩子有承受到一些壓力。

事實上，類似情形在親友小孩身上也曾出現過，大約是在大班至一年級左右的年紀，除了每晚固定時間會「醒來」嚎哭約半小時之外，有幾次是下床走到房門外走道，對著垃圾桶解尿，也曾直接站在床邊就拉下褲子尿了出來，灑得滿地，讓家長疲於清潔、收拾。而孩子隔天醒來後，完全不記得自己發生過什麼事。

想請問鄔醫師，這是夢遊嗎？男孩會比女孩容易發生？

> **鄔醫師告訴你**
>
> 是的，這種情形就是夢遊（somnambulism）。
>
> 說到夢遊，大家可能會想到童話故事《艾麗絲夢遊仙境》。作者創造了故事主角艾麗絲在做「夢」當中到仙境―「遊」的經歷，但其實情況和我們這裡說的「夢遊」是完全不同的。

夢遊

夢遊（somnambulism）也是常見於小孩在非快速動眼期出現的異睡症之一，通常發生在深睡期，並不是在做夢期（快速動眼期），所以嚴格來說，疾病正確的中文名稱應該是「睡」遊症。我們前面提到過，通常前半夜的睡眠深睡期比較多，所以夢遊也較常發生在前半夜，好發於小孩，可能有些家族的傾向，跟腦部的發育尚未成熟有關。

發生夢遊的人從深睡期醒過來，但並沒有完全回復到清醒狀態，大腦處於一種半睡半醒的情況，所以可能會有一些奇怪的行為，有人可以一邊「睡」一邊跟人對話，或者做一些日常的活動，但是可能會有錯誤或不恰當的情況，例如對著垃圾桶或站在床邊尿尿、拿取物品／衣物卻是錯誤的使用等，嚴重時也可能跑出家門到外面遊蕩。然而由於大腦還處於深睡期，所以在夢遊結束後，夢遊者一般而言並不會記得所有的事情與細節，也不會與夢境有所連結。

遇到有人發生夢遊的情況時，記得**不要嘗試將他喚醒，否則夢遊者可能會產生暴力行為**，這樣對夢遊者與試圖喚醒他的人都有受傷的風險。由於夢遊的發作通常僅有短暫數分鐘，所以只要適度做保護、

避免可能的傷害，並輕柔的引導夢遊者回到床上，通常夢遊者就可以再重新入睡。

心理壓力可能也會導致夢遊的發生，臨床上發現，部分孩童在夢遊發作前，常有重大生活壓力，造成心理和精神上焦慮不安，而在睡眠時出現夢遊。患者通常成年後就不太會再發生夢遊，至於是否有性別差異，有文獻指出男童比女童多，也有調查數據認為女孩較多，目前尚無定論。

其他學齡期睡眠疾病：

猝睡症

大家有沒有經常遇到瞌睡蟲來敲門呢？我想每個人應該偶爾都會有打瞌睡的情況，例如參加一個無聊的會議、上課老師語調平淡，內容又提不起興趣、或者坐長途的遊覽車或飛機去旅行時，應該都會忍不住想打瞌睡；另外一種情形是如果連續幾天沒睡好，太過於勞累與忙碌，也有可能導致白天有明顯嗜睡的情況。

不過前述幾種情況下所導致的嗜睡通常是短暫的（跳脫情境或經過幾天休息後，情況就能獲得改善），倘若是長期持續的嗜睡，並且已經影響到日常生活的話，就建議要找醫師諮詢及安排檢查，以釐清是否為「猝睡症（narcolepsy）」或其他睡眠疾病導致過度嗜睡。

「猝睡症」是一種**罕見神經疾病，主要症狀會有極度日間嗜睡現象**，依據患者的描述，大致跟熬夜整晚沒睡後的濃厚睡意差不多，醫界發現這個疾病已有約 150 年，但發生原因是近 20 多年才逐漸明朗，目前已知是**大腦中的食慾素神經元發生了選擇性的消失**，可能與 T 細胞的不正常攻擊有關，所以可以算是一種自體免疫疾病。

食慾素神經元減少會造成大腦在「睡眠－清醒」的控制上出現問題，使人的「睡眠」或「清醒」狀態變得不穩定，容易在「睡眠－清醒」之間，或是做夢期之間發生不正常「切換」，失去了調節與平衡。大多數患者在10歲到50歲之間發病，最常見是在青少年階段（青春期），由於仍在就學，這個時期出現「過度嗜睡」，將對病人課業、人際等造成不小影響。

除了嗜睡的症狀之外，通常猝睡症患者還會有其他症狀，分述如下：

● 猝倒

猝倒的發作是指突然發生肌肉張力喪失，症狀輕微的病人會出現頭部下垂、下巴下垂、眼部或面部肌肉下垂的情況，也有些人會有口齒不清的情況；而**症狀較嚴重者，就會像傀儡戲木偶的控制線突然被剪斷一樣，整個人癱倒在地上。**

約6至7成猝睡症病人會出現這種「猝倒」的表現，通常是在發作前，受強烈情緒所引發，例如嬉笑、發怒、驚嚇等，不過由於自身會感覺到可能「即將發作」，而有「預防」的動作或機制，如手去撐扶地板等，所以不太會導致受傷。猝倒的發作是很短暫的，多數僅約幾分鐘時間，患者很快就能恢復正常，且通常並未失去意識，所以當事者會知道剛才發生什麼事，只有少數患者在猝倒後如果睡著了，就有可能被誤以為是癲癇發作。

● 睡眠麻痺

這就是民間所謂的「鬼壓床」，通常是在快速眼動期出現異常，患者身體仍處於睡眠狀態，但意識卻已經清醒。

雖然我們會覺得鬼壓床很可怕，以為是一種超自然或靈異現象，但其實「睡眠癱瘓」是有科學根據的。當睡眠進入快速動眼期，除了橫膈肌和眼外肌之外，全身的肌肉張力會降到最低，若在此時意識突然清醒，大腦與肌肉之間的神經連結卻尚未接上，身體即會繼續處於放鬆癱軟的狀態，導致肢體不聽使喚、無法動彈，如同被「鬼」壓住般。簡單來說，就是一種**「大腦醒了，身體卻還在睡」**的特殊狀態，時間大約持續數十秒至數分鐘，身體慢慢的就會恢復可控制的狀態，極少數會超過數十分鐘。

● 將睡將醒的幻覺

這種特殊的幻覺是發生在猝睡症病人即將入睡，或是剛清醒的時候，病人會產生非常鮮明的夢境，有時候是人的形象，也可能是其他奇形怪狀的形體，以及視幻覺或聽幻覺，因而讓病患感到非常害怕，以為真的見到鬼魅。

如果又合併有睡眠麻痺的狀況，那可想而知病人會產生多大的心理恐懼！不過並不需要就醫或特別做什麼處理，只要病人或家長能了解箇中原委即可。

● 片段式睡眠

一般人常常以為猝睡症病人已經很嗜睡了，所以應該不會有夜間睡眠的問題，但其實恰恰相反。猝睡症病人**在白天有維持清醒的困難，但在晚上卻很難維持穩定的睡眠**，或許入睡比較沒有困難，但睡著後常是睡了又醒，醒了又睡，變成片段式的睡眠。

如果合併做惡夢或上述的鬼壓床或幻覺，往往會影響夜間睡眠的品質，進一步使白天嗜睡情況更為惡化。

猝睡症盛行率每個國家及種族均不同，歐美國家的盛行率約為 0.05%、香港中文大學精神科醫師榮潤國教授在 2002 年發表調查指出，香港的盛行率為 0.034%（等同一萬人當中，約有 3 至 5 個猝睡症病人）。臺灣過去曾有一項調查指出，本土盛行率約為每 10 萬人 12.9 人，換算人數不到 3000 人，和其他常見疾病相較算罕見，有可能罹病而不自知，也常引發旁人誤解。

目前對於猝睡症已經有藥物可以治療，醫師會依照病人的症狀來給予適當藥物，不過藥物治療只能讓症狀得到控制，並無法根治，所以多數病人需要長期服藥。近幾年已開始嘗試幹細胞治療的研究，在動物模型上有初步的成果，未來或許可期待有能夠治癒的方法出現，造福罕見的猝睡症病患。

除了藥物治療，患者可以做些生活上的調整，跟疾病和平共處：

1. 首先要強調的是，對病人家屬及周圍的人要有足夠的衛教跟溝通，讓旁人了解病人的疾病情況，以減少在學校、同儕、老師、主管眼中的歧視。如果周遭的人不理解這個疾病，很可能會認為病人是在懶惰、打混、摸魚，才在不該睡覺的時候睡覺；猝倒發生的時候，除了可能會被當作暈厥或癲癇，而有不當的處理，也可能成為其他人嘲笑的對象，這些社會心理壓力有可能導致病人心理受創、情緒不良，造成夜間的睡眠更差，進而讓日間嗜睡更形嚴重，所以學校及職場的包容與體諒是非常重要的一個面向。

2. 遵循規律的作息與充足的睡眠，每天在大約同樣的時間就寢及

起床，這樣可以使隔天的精神較好，減少嗜睡症狀。

3. 在白天活動期間可以安排小睡，大約每 2 至 3 小時小睡個 10 至 15 分鐘，就可以比較容易維持清醒，應付日常的生活。
4. 工作選擇上盡量避免單調沒有變化的工作，以免增加嗜睡機會，也不宜從事有危險性的工作。至於使用交通工具則要看治療成效再來考慮，不過也不建議長途開車或駕車，才不會因為嗜睡而發生交通意外。

真實案例

「睡魔」糾纏──「斷片」成人生日常

　　你能想像離不開鬧鐘、只要坐著「靜置」一段時間，就有可能發生「嗜睡」的日子嗎？現年 30 歲的 Gibson 從小就飽受「猝睡症」困擾，直到前幾年才被正式診斷出來。他形容，當睡意來襲時是可以讓你倒頭就「斷片」，感受很像把頭埋在水裡那樣，聽得到旁人的聲音，意識模模糊糊的，視覺也扭曲。雖然不是屬於第一型較有危險性的會「猝倒」，但也嚴重影響生活作息。

　　上課坐在位置上靜靜聽講突然間睡著、吃飯吃到一半睡著、上班開會時間一久沒有發言也睡著；外出搭乘大眾運輸工具時必須站著，或全程打電話給朋友聊天，來避免自己在座位上睡著，如果是獨自開車，感覺「睡病」快要發作時，就只能用大叫或敲擊車頂、做些肢體動作等方式，來幫助自己保持清醒。最困擾的是，不論是預訂要出門的時間，或是跟別人有約，總是得在時間到點前的每 5 分鐘設個鬧鐘，來避免無意中睡著，但儘管如此仍經常錯過。

　　這些一般人難以理解的狀態，是他的日常。

Gibson 回想說，小學中年級的時候，其實就開始有明顯症狀，例如媽媽開車接他放學，在車上吃個點心，才咬一口，食物還在嘴裡，人卻睡著了，當下家人只覺得很可愛，認為「怎麼在學校玩得這麼累」？上國中後，症狀趨於嚴重，即使是他很有興趣、很認真上的課程，卻也會發生手抄筆記到一半，人開始恍惚，手也突然沒力，然後就「昏倒」，所以在他的筆記本上，往往能看到許多字寫一半，「筆尖突然畫出一條線」的痕跡……。

　　到了大學時期，他逐漸摸索出「生存之道」，慶幸有許多課程可以看線上影片，所以他可以很自由的規畫時間，「先睡再上」。考試的時候，為了避免自己撐不下去，他總是抓緊前半場精神還很好的時間，趕緊把試題做完。雖然慶幸自己擁有過目不忘的智力，評量成績都名列前茅，但在「課堂參與」的項目上就只能掛蛋，因為他總是在睡覺。

　　這個疾病不僅影響到學習、他人觀感與評價，也可能犧牲掉自己的夢想。Gibson 深深遺憾的說，他高中時被選入籃球校隊，當時僅有 12 個名額，顯示球技是被認可的，一開始跟著團隊每週四天早上訓練，後來卻因經常睡過頭、錯過應集合練習的時間，而被教練痛罵，誤解他是偷懶、不認真，最後淪為板凳球員，兩年半都沒能上場。這段經歷在 Gibson 心中烙印下非常深的遺憾，因為身體會「嗜睡」這件事讓他百口莫辯，即使說出口，也總是換來他人的訕笑或輕蔑。

　　一直到 25 歲那年，有一次駕車，在停等紅綠燈時，路口秒數長達 8、90 秒，他脫口說出：「這秒數設定太糟了吧，這樣會讓人睡著！」一旁的母親聽到覺得奇怪：「怎麼可能這樣就睡著？」他

娓娓道出自己發生過的狀況，才讓母親驚覺不對勁，趕緊安排就醫，並因此確診。Gibson 說，就醫之前他不知道自己這樣的狀況是病，所以也沒特別說，後來才知道，家族長輩也有類似這樣的問題，只是症狀比較輕微。

「猝睡」發生時是會有感覺的，當他每次覺得「又來了」的時候，就會起身走一走、找人說話、做一點什麼事，或是儘量利用空檔睡一下「充電」，來拉長清醒的時間，但也因此常讓人覺得他話多、不耐煩、個性亢奮偏激等，但其實這些都是他幫自己維持清醒的「方法」。他很希望能夠獲得外界理解，然而一言難盡，聽著旁人說笑：「怎麼像小孩要午睡？」「Gibson 的 nap（小睡）時間又到了！」「你要早點睡、多吃紅肉、多補充維他命……」即使心理受傷，也只能一笑置之，不想多做解釋。

找到病因確診之後，現在有服用藥物，能夠幫助改善生活困擾，但無法根治，甚至可能一輩子都得用藥。Gibson 對於醫療能夠提供幫助已經覺得很感謝，比起過去 10 多年來的單打獨鬥要好，但也期待未來能夠更進步，開發出更多有效藥物，以改善嗜睡症患者的生活品質。

03 青少年（13～18歲）

案例

一名 18 歲女高中生，一直以來都有個令她很困擾的問題，就是常常會想睡覺，「上課上到一半突然睡著、畫畫到一半也會突然睡著」，這情況讓她的學業表現很受影響，老師、家人也不太能諒解。

讓她想不透的是，明明晚上都很早睡，甚至可以睡滿 9 小時，但白天還是昏昏欲睡，最近即將面臨學測，擔心自己會「考到睡著」，於是決定尋求醫生的幫助。

請教鄔醫師，這到底是什麼問題？

鄔醫師告訴你

睡眠障礙是青少年常見的問題，大約 11~30% 青少年有睡眠障礙。如果能夠排除睡眠不足及其他睡眠疾病所導致的睡眠障礙，那這個案例可能是「過度日間嗜睡」（excessive daytime sleepiness, EDS）。

過度日間嗜睡

依據過去的研究顯示，亞洲國家的青少年睡眠時間較歐美國家來得少，因為學業的因素，臺灣多數青少年需要在早上 6 點半左右起床，而晚上大約是 12 點左右才睡覺，睡眠時間大約僅剩下不到 7 個小時。這是多數人在青少年階段都會遇到的類似問題，而除了學業壓力之外，讓睡眠不足情況惡化的原因，還有近幾年手機及社群軟體的過度使用，以及咖啡因飲料的攝取，往往使得問題雪上加霜。

睡眠不足是日間嗜睡的可能原因之一，會影響到課堂上的學習，除了專注力下降，也會影響到記憶力；也可能因此造成情緒不穩定，進而影響人際關係。此外，還有以下幾種可能原因，包括原發性嗜睡症、克萊－李文症候群（睡美人症候群）、猝睡症、睡眠呼吸中止、不寧腿症候群等，這裡主要探討原發性嗜睡症（idiopathic hypersomnia）以及克萊－李文症候群（Kleine-Levin syndrome），其他主題在本書其餘章節已有探討，這裡就不贅述了。

過度日間嗜睡的可能原因及影響

原因	影響
✓ 睡眠週期混亂、睡眠時間長度不足等 ✓ 疾病影響睡眠效率： ・原發性嗜睡症 ・克萊－李文症候群（睡美人症候群） ・猝睡症 ・睡眠呼吸中止 ・不寧腿症候群 ・其他： 如氣喘、胃食道逆流、自主神經功能失常、甲狀腺功能過低、憂鬱症等 ✓ 服用藥物	✓ 造成意外事故，影響生命安全 ✓ 影響學習專注力、記憶力及人際關係 ✓ 認知功能受損 ✓ 成年後出現慢性疾病風險： ・肥胖 ・精神疾患（如憂鬱症） ・心血管疾病 ・失智症

● 原發性嗜睡症

原發性嗜睡症是一種少見、由神經系統疾病所導致的嗜睡症，臨床症狀包括日間嗜睡、夜間睡眠時間延長、睡眠慣性[註37]等。這個疾病大約在 1950 年代第一次由捷克神經學家 Bedrich Roth 所提出，與猝睡症最大的不同就是，原發性嗜睡症患者並不會有猝睡、猝倒及幻覺的症狀出現。

目前科學界對其發生機轉尚未完全了解，也由於缺乏生物標記來做正確的診斷，流行病學上對於真正的發生率是多少不是非常清楚，因為長期睡眠不足以及常見的睡眠呼吸中止等，在症狀上都和原發性嗜睡症極為類似，只能推估很可能大約是每百萬人中有 50 名患者。

多數原發性嗜睡症病患在 10 至 30 歲間發病，當中有許多人是在青少年階段被診斷出來。

病人會有極度的日間嗜睡現象，如果我們用愛普沃斯嗜睡量表（Epworth Sleepiness Scale, ESS）來評估病人的嗜睡程度，大概都會超過 11/24 分，也就是在滿分 24 分的嗜睡程度上，有超過 11 分的嗜睡程度。另外，因為日間嗜睡，所以病患常會在日間小睡一下，這一睡通常會超過一小時，但睡醒後仍然沒有舒爽的感覺，這點就與猝睡症的患者有很大的不同，因為猝睡症患者的日間小睡一般只需要約 20 分種，而且睡醒後會感到舒爽。

註37： 睡眠慣性（sleep inertia）也稱為睡眠惰性、睡眠宿醉，是一種睡醒後出現的認知和感覺（視覺、嗅覺、觸覺等）、運動表現（指一些動作）受損的生理狀態。個體會在睡眠到清醒的過渡期間，感到睏倦、迷失方向、運動靈活性下降等。睡眠慣性的影響可能需數小時才能消除；多數情況下，在早上起床後 15 至 30 分鐘內會出現睡眠慣性。

你有日間嗜睡問題嗎？

愛普沃斯嗜睡量表（ESS）現行被廣泛應用在日間嗜睡程度的評估，是 Dr. Murray John 在 1990 年所設計（以他在 Epworth Hospital 所創設的 Epworth Sleep Center 命名），臺灣於 2002 年由長庚醫院研究團隊進行中文翻譯。

ESS 主要詢問在以下這 8 種情況下打瞌睡的頻率：

愛普沃斯嗜睡量表（ESS）

請選出您最近一段時間內，在以下不同情況中打瞌睡的頻率：

	從未	很少	一半以上	幾乎都會
1. 坐著閱讀時	0	1	2	3
2. 看電視時	0	1	2	3
3. 在公眾場合安靜坐著（如在戲院或會議中）	0	1	2	3
4. 坐車連續超過一小時（不包含自己開車）	0	1	2	3
5. 在下午躺下休息時	0	1	2	3
6. 坐著與人交談時	0	1	2	3
7. 沒有喝酒的情況下在午餐後安靜坐著時	0	1	2	3
8. 開車中遇到交通問題而停下數分鐘時	0	1	2	3

每個問題依不同程度分為 0~3 分（0：從未，1：很少，2：一半以上，3：幾乎都會），由受試者自行評估填答，所以總分最低是 0 分，最高是 24 分，評估完之後，獲得的分數越高，就代表日間嗜睡越嚴重：

- **0~5** 正常輕微的日間嗜睡（Lower Normal Daytime Sleepiness）
- **6~10** 正常較多的日間嗜睡（Higher Normal Daytime Sleepiness）
- **11~12** 輕度日間嗜睡（Mild Excessive Daytime Sleepiness）
- **13~15** 中度日間嗜睡（Moderate Excessive Daytime Sleepiness）
- **16~24** 嚴重日間嗜睡（Severe Excessive Daytime Sleepiness）

由於小睡之後沒有真正獲得「補眠」效果，導致可能有睡眠慣性的出現，所以有些原發性嗜睡症患者會避免日間的小睡，如此一來，病患反而會出現自動行為（automatic behavior）──曾經有病患發現自己在渾然不覺的狀況下開車至遠方，或是出現將鹽巴加入咖啡、把髒衣服丟進洗碗機等不合邏輯的行為。

原發性嗜睡症患者的夜間睡眠通常都很長，多數會長達 10 小時，而且睡眠也不會中斷，在周末或假日甚至可以長達 12 至 19 個小時之久（顯然白天的嗜睡和沒睡飽無關）。在診斷上當然需要詳細的病史詢問，必要時需要安排睡眠檢查，並排除是否有其他的原發性睡眠疾病，尤其是睡眠呼吸中止的問題，此外，多次睡眠潛時檢查（multiple sleep latency test, MSLT）也是必要的檢查。如果檢查單位情況允許的話，更長時間的睡眠檢查（如 24 或 32 小時）與腕動計（actigraphy）檢查等，也可以提供更精確的診斷。

由於目前對原發性嗜睡症的病因並不清楚，治療上只能採取症狀治療，一般建議這樣的病人每天至少維持 9 小時以上的睡眠，並且在白天可以安排幾次的小睡，在藥物治療上，跟猝睡症策略一樣，通常會使用一些中樞神經的刺激劑，如 modafinil、methylphenidate、pitolisant、dextroamphetamine 之類的藥物，以保持病人白天的清醒，大約有 5 至 7 成病人會獲得治療成效。

這樣的疾病無法預防，多數也會是一輩子的問題。大約有 3 成病人，其日間嗜睡症狀有自發性的改善，所以需要定期評估並調整藥物劑量。總之，好好的與醫師討論治療方針，儘量維持正常的生活作息，以減少可能的傷害，是罹病患者所要面臨的課題。

● 克萊－李文症候群

這是一種不常見的嗜睡症，大約在 19 世紀的時候第一次被描述，除了嗜睡症狀外，還會合併認知功能障礙、行為障礙以及精神症狀。第一次發病通常發生在青少年階段，**病人可以從完全正常的狀態下，突然間極度嗜睡，且通常每天可以有長達 18 至 20 小時的睡眠**（也因此被形容為真實版的「睡美人症」），在這個期間，病人會變得比較安靜不說話，僅對他人有簡短回應，除了短暫的吃飯、如廁外，多數時間都會在房裡睡覺。

在行為上，病人會出現去抑制化（disinhibition）的行為，有點像是大腦額葉功能受損的狀態，例如行為上比較粗魯，不顧慮他人的感受，過度暴飲暴食，性行為增加等，在精神症狀上，病人有可能會出現幻覺以及妄想的現象，多數病人也會有「失現實感」（derealization，一種解離症狀，感受周遭不真實或覺得環境很奇怪）的症狀，這樣的狀態可能會維持數週之久，直到短暫失眠後、重新回到原來正常的狀態，這時病人會回復之前的認知功能，可能會有些多話，但基本上可以回復原來的功能與作息，直到下一次發作。

對於造成克萊－李文症候群的原因目前仍不清楚，有可能是基因上的問題，由於發作前通常有些觸發因子，如感染、酗酒、突然改變作息等狀況，因此中樞神經系統的發炎反應或是自體免疫問題，都被懷疑是可能病因。克萊－李文症候群比較會在男性身上發生，男女比例約 3 比 1，所幸**隨著年紀的增長，症狀通常會逐漸減少至完全消失，然而整體發作的時間可以長達 10 多年**，也有少數病人會在症狀消失 20 多年後又再發作。

病人發作期間建議在家中照顧為佳，不需要住院，如此可以減

少病人的焦慮與尷尬，請不要讓病人使用交通工具，以確保他個人及其他用路人安全；在沒有發作的時期，應維持正常作息，有充足睡眠，減少酒精飲用，而為了減少感染風險，應避開有感冒感染症狀的人，做好感染控制，這樣應該可以減少發作機會。

在藥物治療上並沒有特殊的用藥，目前有少數證據顯示，靜脈注射類固醇可以縮短發作的時間長度，鋰鹽治療可以減少發作頻率，患者應與醫師討論後再決定是否需要藥物治療。

日夜節律睡眠障礙

另一個在這階段會出現的是「日夜節律睡眠障礙」。

人類的睡眠是由複雜的生理過程所控制，簡單來說，是睡眠驅動力與生理時鐘兩相作用的結果（前文有提到），此外當然還有社會

真實案例

嚴重嗜睡症過去曾有一睡不醒，變成活死人的病例！臨床上也有醫師遇過一睡數日、一睡兩星期，甚至最久超過一個月的案例。

此外根據媒體報導，一名 42 歲印度男子 Pukharam Devi，在 19 歲時確診，多年來嚴重嗜睡，不僅隨時隨地會睡著，病發時，可以睡上 5 至 7 天，最嚴重一次則是睡了 25 天才再醒來。

Pukharam Devi 現在是雜貨店老闆，病情嚴重導致他對大家都熟知的新冠肺炎疫情完全狀況外，只能透過留在店舖門口的舊報紙來跟上時事。而這樣的情況讓他無法正常進食、洗澡、工作等，在睡覺期間，所有起居都需要由家人照顧。（引自：https://ynews.page.link/jy7R）

與生活環境因素的影響，也就是日夜光照的差別，以及生活工作上的時間需求等。

大多數成年人可以維持約「16 小時清醒—8 小時睡眠」的週期，若有發生所謂的「日夜節律睡眠障礙」，那就是內在的日夜節律時間與生活作息時間相衝突，或者是我們內在控制生物時鐘的機制失調，而造成了睡眠障礙。常見的幾個類型包含有**提早型、延遲型、時差、輪班工作者、不規則及自由運轉型等，在每個年齡層都可能發生。**

青少年時期常見的則是「延遲型日夜節律睡醒障礙（delayed sleep-wake phase disorder, DSWPD）」，也就是所謂**夜貓子類型的睡眠障礙**。大家都曾經年輕過，或者家裡有青少年一起生活，應該不難理解這樣的睡眠型態，也就是這個年紀族群的人通常會越來越晚睡，甚至到凌晨 2、3 點以後才就寢，當然現在的青少年面臨巨大升學壓力，各種學習活動占據了放學後的時間，如果動作較慢的人，確實很難在放學後至就寢前完成所需要的課業與學習，還要扣掉吃飯、洗澡的時間，所以很多青少年只好犧牲了寶貴的睡眠時間。這些因素再加上青少年的睡眠相位容易延遲，就更容易導致 DSWPD 的產生了。

臨床上，這些病人跟失眠患者的抱怨有點像，多數人會抱怨即使想早睡也無法成功入睡，往往都需要拖到清晨 2 點、甚至到 6 點才能入睡，但是跟失眠患者不同的是，睡著後通常可以有持續的睡眠，所以醒來時間可能都是接近中午或到了下午，簡單說就是晚睡晚起，**如果這樣情形已經超過 3 個月以上，應該就可以診斷為 DSWPD 了。**

此類患者通常都會覺得在晚上的時候特別清醒，思路清晰，可以有效率地做很多工作，讀很多書，不過因為隔天還要上班、上課，所以如果按照一般的時間起床，投入工作或學業，就容易會有倦怠與

嗜睡的發生。對青少年來說，除了造就學習上的影響，也容易導致情緒不穩定，或是容易有社交上面的問題。

流行病學上，過去的研究顯示，青少年 DSWPD 的盛行率可以高達 3~7%，成年族群雖然也有，但是僅有青少年的十分之一（0.7%），性別上則沒有差異。

目前對於 DSWPD 的原因還尚未完全明朗，可能行為上的因素與生理上的因素同時存在，因為過去的研究發現，大約 4 成 DSWPD 患者血液中的褪黑激素並沒有日夜節律的異常，所以這個族群的 DSWPD 也被稱為「沒有日夜節律異常的 DSWPD」，一般認為原因**跟生活習慣較相關**，包括上述課後的各樣活動、長時間使用網路、提神飲料（如咖啡、茶葉、能量飲料）的使用等，都加重了睡眠相位後移的現象。

其次**還有一個重要的因素就是光線**，我們知道人類的生物時鐘是受到外在光線，透過眼睛、下視丘、松果體分泌的褪黑激素來調節，所以夜間光線即使僅有 100 勒克斯（Lux）的暴露，對於日夜節律仍會造成影響，導致睡眠相位的延遲。所以我們發現，若僅有行為因素導致 DSWPD，那麼嚴格的行為治療，要求病人遵循固定的睡醒時間，應該就可以進行矯正，但實際上並**無法用行為治療就讓所有的 DSWPD 病人得到改善，由此可知，生理上的因素應該還是存在的。**

如果臨床上有需要，是可以跟醫師討論過後，再決定是否嘗試使用褪黑激素來治療日夜節律睡眠障礙，不過目前即使在美國，這樣的治療也尚未獲得食品藥物管理局（FDA）核准，相關治療風險還是要列入考慮。

04 一般成人

案例

（一）蘇小姐是一個上班族，今年 23 歲，過去身體健康狀況良好，也沒有偏食的問題。從學校畢業後沒多久，剛進入職場約半年左右，由於工作性質是偏事務性，所以坐在電腦前的時間非常長。這幾個月來，她發現自己在工作時，雙側下肢會有麻刺感，尤其是坐了一段時間之後，這種不舒服的感覺就會出現，必須起來動一動，因為只要起身走動一下，這種異常感就會減輕很多。

初期蘇小姐以為是因為椅子的關係，造成了一些周邊神經的壓迫，並沒有太在意，也曾經去復健科診所就診，短暫使用一些消炎藥與肌肉鬆弛劑，但沒有改善，後來狀況逐漸變得嚴重，尤其是夜間會更厲害，讓她無法入睡，在朋友建議下改至神經內科求診。

檢查後發現，蘇小姐其實有嚴重的缺鐵性貧血，導因於她每個月月經經血量過多，醫師給予鐵劑的補充，以及婦產科治療後，缺鐵所導致的不寧腿症候群就痊癒了。

（二）40多歲的上班族吳小姐有印象以來，記得是在小學五、六年級時，雙腿大腿內部會出現一陣一陣的搔癢感，癢起來時她會用手搥一搥，然後就緩解，所以並沒有太在意。到了上高中之後的某天，同床的妹妹睡到一半嚇醒，以為怎麼床在動？是不是有鬼？察看後發現，是姊姊的腳掌動個不停，造成了床鋪搖晃，但本人卻是持續在睡眠狀態中，毫不知情。

一直以來，吳小姐都沒有就醫，直到對生活的影響越來越嚴重：她能快速入睡，不過長期淺眠、多夢，白天容易精神不濟或嗜睡，天天都靠吃 B 群支撐，影響學業及工作表現；後來不止是晚上，連白天坐著睡的時候也會發作，像是在高鐵上補眠，才睡了十多分鐘腳就動個不停，人也就跟著醒來，呈現「身體想休息，但腿會自己動起來」的狀態，且當生活越疲累，症狀就越明顯。

完全無法深沉睡眠的日子，相當困擾，只好前往醫院就診。醫師初步臨床診斷是「夜間肢體抽動症」，並在睡眠檢測時發現，原來她也合併有「睡眠呼吸中止」的問題，一個小時量測到呼吸暫停 29.5 次，已接近重度。之後透過耳鼻喉科做內視鏡檢查，看到吳小姐的鼻腔空間較為狹窄，研判是這個原因導致睡眠時呼吸中止，並引發後續一連串睡眠問題，而她的肢體不自主擺動，極有可能是身體為了避免「呼吸中止」危害生命，讓她能藉此醒來的「救命機制」！

目前，除了服用藥物外，也聽從醫師建議改變睡姿（側睡以減少呼吸中止），並多做腿部的按摩舒緩，晚上就比較好睡。

請教鄔醫師，這兩個案例症狀看起來有點像，有什麼不一樣？

> **鄔醫師告訴你**
>
> 這兩個案例中，第一位是典型的「續發性不寧腿症候群」，原因是由缺鐵所造成，而第二位由於同時合併有睡眠呼吸中止，診斷上較複雜，未能歸屬為「週期性肢體抽動症」，而是「睡眠呼吸中止合併睡眠週期性肢體抖動」。詳細解說請見下文。

不寧腿症候群

「不寧腿症候群（restless legs syndrome, RLS）」又稱「睡眠腿動症」、「不安腿症候群」、「腿不寧症候群」等，早在17世紀就有醫學記載（首見於1672年英國Thomas Willis醫師提出），到了1945年，另一位Karl-Axel Ekbom醫師具體描述此一病徵，並正式將疾病命名為「不寧腿症候群」，也被稱為「Ekbom症候群」。

RLS是一種涵蓋運動和感覺神經症狀的慢性疾病，在失眠病患中，即有部分患者同時合併了此一問題。一般約在10歲左右開始出現症狀，由於跟生長痛症狀類似，常被延誤診斷，直到成年後症狀加劇才就醫確診。根據統計，西方國家約有5~10%的人患有不寧腿症候群，臺灣過去的研究約為1.6%[註38]，其中女性發病率較男性高，約有3成為原發性患者。

有些患者在長時間靜坐或者即將就寢時，會感到腿部似乎有螞蟻爬行、血管中有氣泡游走，或感覺到腿部出現抖動、震動，甚至有

註38： Psychiatry Clin Neurosci. 2010 Apr;64(2):170-8.

如遭電擊般刺痛……個體症狀差異性很大，較嚴重的患者，不論日夜都會不舒服——白天時坐不住，晚上睡覺時，下肢因極度不適而導致失眠（感覺上的不舒服而導致入睡困難）；輕微者僅感覺腳癢癢的，像是有蟲在爬，但對生活較無影響，也不會天天發作。

由於每位患者的狀況各異，感覺也不同，使得病人在求診過程中容易出現誤診，甚至難以找到病因，最常被誤判的就是肌肉拉傷、神經根病變、周邊神經病變、關節炎、靜脈曲張等疾病。臨床上診斷不寧腿症候群有四大標準症狀，只要符合這四項，並排除掉其他可能因素後，即可確診為不寧腿症候群：

- 雙腳經常感到不適，有想動的衝動
- 靜止時（如坐著或睡覺時）不適感更加明顯
- 腿部不適症狀在活動後會緩解或消失
- 早上症狀較輕微，下午至傍晚時症狀加重

不寧腿症候群分為先天與後天兩種，先天性通常為家族遺傳，家人可能會有類似症狀，與腦中多巴胺代謝有關。後天性則多數與缺鐵有關，例如洗腎患者、懷孕婦女、糖尿病患者、缺鐵性貧血者、長期素食者等屬於高風險族群。女性在經期容易缺鐵，因此女性患者較男性多見。

有學者懷疑臺灣有眾多洗腎人口，再加上人口老化和糖尿病患者逐年增加，國內的盛行率可能被低估，實際罹患人數可能更多，需仰賴提升大眾對這個疾病的認知，以及醫師診斷此症的敏感度，才能找出更多這樣的病患加以治療。

治療不寧腿症候群的方式會因患者不同的臨床表現而異，對於原發性不寧腿症候群患者，首先要確定大腦吸收鐵質的功能是否受損，或是多巴胺代謝是否有問題；續發性引起的不寧腿症候群患者，常常

是由於缺鐵導致，如果抽血檢查有明顯的缺鐵問題，建議應補充鐵劑來改善症狀，有些患者可以單純補充鐵劑就得到改善。

不論是原發性還是續發性患者，皆可使用抗癲癇藥物，或者是多巴胺促進劑來治療。在日常生活上，建議增加含鐵食物的攝取，如多吃豬肝、紅肉和深綠色蔬菜，同時避免過度攝取咖啡、茶葉、酒精或尼古丁。如果不寧腿的症狀嚴重影響睡眠和白天的精神狀態，則可考慮使用安眠藥物來輔助改善。

不寧腿症候群患者在睡眠時常伴隨著下肢肢體間歇性且不規則抽動，除了導致患者本身睡眠變淺之外，也容易在不自覺中吵醒枕邊人，進而影響自己跟睡伴的睡眠品質，可以說是治療一人，兩人睡眠可同時改善。

週期性肢體抽動症

臨床上另一種名為「週期性肢體抽動症（periodic limb movement disorder, PLMD）」的疾病，也經常會合併不寧腿的發生，但不一定同時出現[註39]；或也有所謂的睡眠週期性肢體抖動（periodic limb movement in sleep, PLMS）情形等，需要藉由醫師在病史詢問時，多了解是否同時有這些情況出現，以便做出正確判斷，給予適切的治療。

註39：這在臨床診斷上有兩個意義，一是如果同時合併有 PLMS 症狀，那麼尚未睡覺前的不舒服是肇因於 RLS，便可以更加確定診斷；二是如果已經很確定是 RLS 的病人，進一步詢問睡覺後是否有 PLMS 問題，一併加以處理，可減少病人睡覺後因為 PLMS 引起的睡眠品質下降，也減少睡伴的困擾。

歷史上由於對睡眠問題的理解不足，一度將 PLMD 誤認為「夜間肌陣攣（nocturnal myoclonus）」，也以為與癲癇有所關連，不過目前醫界已經對這個疾病有更深的了解。

世界睡眠醫學協會（World Association of Sleep Medicine, WASM）對「週期性肢體抽動（periodic limb movement, PLM）」制定了操作型定義，其中較關鍵的重點是——病人會出現腿部間歇性抽動現象，且觀測到 4 次以上（每次動作約 0.5~10 秒之間，間隔的時間約 5~90 秒）；倘若合併有睡眠困擾者，且排除掉其他疾病或藥物因素，即可診斷為「週期性肢體抽動症」。

這類肢體抽動情形通常是由枕邊人發現，病人本身有些有感、有些無感。抽動異常大多發生在腿部，少數案例在手臂，且可以在清醒與睡眠中出現。

睡眠呼吸中止

成人睡眠障礙在臨床上較常見的是睡眠呼吸中止症（sleep apnea），影響許多人的健康和生活品質。症狀主要表現於睡眠期間呼吸暫停或變得極為淺薄，導致患者會在夜間多次醒來，阻礙了正常的深層睡眠。

一般分為兩種主要類型：**阻塞性睡眠呼吸中止症**（obstructive sleep apnea, OSA）和**中樞性睡眠呼吸中止症**（central sleep apnea, CSA），以 OSA 最常見，通常是患者在睡眠時，上呼吸道受到部分或完全阻塞所引起，原因可能是由於喉嚨肌肉或軟組織鬆弛塌陷，或者是舌根過於肥厚和軟顎過長，導致空氣流通受到阻礙，下文所提到的，多數是指 OSA 阻塞性睡眠呼吸中止症的狀況。

睡眠呼吸中止症對健康產生的影響很廣，首先，患者在夜間可能經歷數十次，甚或百次以上的呼吸中止，造成氧氣供應不足或中斷，導致血氧的下降，進而引起大腦和全身其他器官缺氧。這不僅會對患者的晚間睡眠產生問題，也會讓患者在白天感到疲勞和昏昏欲睡，還可能增加高血壓、心臟病和腦中風等風險。

除了對身體健康造成損傷，睡眠呼吸中止症也會對情緒和心理狀態產生負面影響，患者可能因為長期睡眠不足，而變得易怒、焦慮，連帶影響到日常生活和工作，家庭關係也可能因為患者夜間的打鼾聲和不安寧的睡眠，而產生困擾，進而影響整個家庭的和諧。要注意的是，**雖然年齡是睡眠呼吸中止症一個重要的危險因子，但這種症狀也常見於年輕族群，尤其是患有肥胖問題的人**。其他可能的風險因素則包括頸部肥胖、家族中有睡眠呼吸中止症的人、鼻腔和咽喉結構異常等。

診斷睡眠呼吸中止症通常需要進行「多項式睡眠生理檢查」，這是一項包括睡眠時腦波、眼動圖、心電圖、肌電圖、呼吸動作、口鼻氣流、血氧……等多項睡眠生理指標的檢測（可參見 P.179），能夠全面評估患者的睡眠狀態，對於某些無法在醫院執行睡眠檢查或者症狀較輕的患者，藉由一些居家睡眠檢測裝置也能提供初步的檢查與評估。

睡眠呼吸中止症的治療方法有很多種，醫師會根據患者的臨床情況、嚴重度、個人取向等，來制定個別化的治療計畫。對於輕度患者，如果沒有明顯臨床症狀，可以先採取改變睡眠姿勢、減輕體重、避免飲酒，和使用特定的睡眠枕頭來改善，但仍需做臨床上的追蹤，因為多數患者隨著年紀的增加，睡眠呼吸中止的嚴重度通常會增加。此外，輕中度患者也可以考慮使用「止鼾牙套」（常見的設計為下頜前移裝置 mandibular advancement device，簡稱 MAD），幫助下頜與舌頭往前位移，來防止睡眠時舌根阻塞喉嚨處的口咽呼吸道，

增加呼吸道空間並維持氣道的暢通。

而中重度的患者，因為臨床症狀通常較為嚴重，實證上對健康的危害也較大，因此會建議要接受治療，最多人能接受且成功的治療方式是使用連續陽壓或連續正壓呼吸器，通過提供持續氣壓來保持呼吸道暢通。至於外科的治療方式接受度較低，但如果病況適當，也可以有很好的療效，例如有鼻息肉、鼻黏膜增厚或嚴重鼻中膈彎曲等情形，使患者鼻腔內的空氣流動受到阻礙，不僅造成睡眠呼吸中止、晚上睡覺時鼾聲大作，白天也容易出現鼻塞、精神不濟情形，便可以考慮藉由內視鏡手術或鼻中膈鼻道成形術來改善。

若是因過敏性鼻炎造成睡眠呼吸中止症，除了可以使用藥物治療外，也可以採取門診雷射治療。軟顎鬆垮、懸壅垂過長與扁桃腺肥大，是最常見也是最常被手術的部位，常見術式包括「雷射懸壅軟顎成型術（LAUP）」、「懸壅垂軟顎咽成型術（UPPP）」等，近年來也發展出使用無線射頻技術或雷射，來進行軟顎或舌根部的縮減，以及在軟顎植入止鼾支架的手術方式。

有些睡眠呼吸中止症是因為上下顎發育不良導致呼吸道的狹窄，採取「正顎呼吸道拓寬手術（maxillomandibular advancement, MMA）」，是唯一可以有效擴大咽喉部空間的治療方法，通常治療效果良好，術後病患的臉型會有所改變（通常是變得更帥、更美），同時又解決了睡眠呼吸中止症的問題。但目前執行此療法的人並不多，主要是因為這項手術算是侵入性較大的手術，術後復原期較長，而且上下顎同時有位置的改變，後續還需要接受牙齒的矯正或手術，整體療程是漫長且辛苦的。

總的來說，睡眠呼吸中止症是一種複雜的睡眠障礙，它不僅影

響著患者的生理健康，還可能對心理和情緒狀態產生重大影響，及早診斷和治療是關鍵。睡眠呼吸中止症的治療不僅僅是醫生的責任，患者本人也需要積極參與，才能有助於提高生活品質，並預防潛在的健康風險。

惠雯觀察筆記

睡眠呼吸中止症該看哪一科？

鄔醫師告訴你

建議看睡眠專科，由於睡眠疾病是包含多專科的一個領域，所以有許多專科醫師都會加入醫院睡眠中心的運作，其中常見的科別包含神經科、精神科、胸腔科、耳鼻喉科、牙科等，所以病患有這類問題可以至設有睡眠中心的醫療院所尋求專業睡眠醫師的協助，獲得一站式的解決。

05 孕期婦女

　　根據流行病學顯示，女性原本就比男性容易有失眠的問題，加上女性孕育下一代的生理變化，會帶來身、心各種不同衝擊，也因而影響到睡眠。所以針對女性各個人生階段，特別是孕期和更年期會遭遇到的睡眠問題，特別提出來做說明。

　　孕育新生命對女性的荷爾蒙、身體結構，以及生理上都會產生巨大改變，這些改變與隨之而來的睡眠影響，孕婦本身或胎兒都會有關連。

　　懷孕大致上分為三期，14 週以前為懷孕初期，14 週至 28 週為懷孕中期，28 週至 40 週為懷孕後期，**每個孕期都會有不同的睡眠問題，且越到懷孕後期，問題會越來越多**，常見如：睡眠呼吸中止、不寧腿症候群、失眠等。由於孕婦的睡眠問題可以直接影響到懷孕婦女跟胎兒的健康，需要被仔細地評估與重視。

孕期睡眠狀況

1. **懷孕初期（14週以前）**：這個階段的孕媽咪比較會有日間嗜睡、倦怠的問題，雖然整體睡眠時間增長，可是入睡潛時（sleep onset latency, SOL）與入睡後的清醒（wake after sleep onset, WASO）都會增加，研究顯示，懷孕初期與中期的睡眠時間會提前，但睡眠品質與睡眠深度都會變差。

   此外，由於荷爾蒙的改變，這個階段也容易有孕吐現象，有人甚至是半夜睡到一半醒來嘔吐，加上頻尿、脹乳、背痛等不適，都會讓懷孕初期孕媽咪的睡眠品質更加下降。

2. **懷孕中期（14~28週）**：不論是主觀的睡眠感覺，或是在客觀的睡眠記錄上，懷孕中期都較初期有部分改善，可能與荷爾蒙波動在此時期較前期穩定有關。

   懷孕中期通常有較好的睡眠效率與較少的WASO，但這個階段的孕媽咪所需睡眠時間通常較長，直到懷孕中期接近後期時，才會又開始有WASO增加的狀況，這部分可能與打呼增加、胃食道逆流、不規律的子宮收縮、胎動增加、腳部痙攣、不寧腿症狀等因素影響。

3. **懷孕後期（28~40週）**：有高達7至9成懷孕後期的孕媽咪會抱怨有睡眠問題，是三個孕期當中比例最高的。在懷孕後期，孕媽咪的夜間睡眠時間會因多次清醒而縮短（即睡眠中斷），但白天嗜睡情況增加，使總體睡眠時間不致有太大變化，總體而言，這階段的睡眠特徵會是：「入睡潛時（SOL）延長、睡眠效率下降、入睡後的清醒增加，慢波睡眠以及快速動眼期睡眠都下降」的狀態。

再者，由於胎兒持續長大，第二孕期開始出現的打呼、胃食道逆流、胎動、不寧腿等症狀又更加的嚴重，所以懷孕後期孕媽咪所承受的睡眠問題越發嚴重，加上分娩時間將近，對於即將面臨分娩的心理壓力、新生嬰兒照顧上的擔憂、家庭工作的種種調適問題，都會讓這階段的孕媽咪在心情上有更多的擔心與徬徨，進而加深對睡眠的影響。

常見睡眠問題及解方
● 失眠

大約 50~70% 的孕婦有失眠症狀，明顯影響日常生活者約 17~30%。根據過去一項流行病學研究顯示，懷孕前失眠的比例是 6.1%，懷孕初期則大幅增加至 44.2%、懷孕中期為 46.3%，而懷孕後期可達 63.7%[註40]。

擔心失眠藥物可能對胎兒造成負面影響的關係，孕媽咪本身或醫師較不願意選擇以藥物做為治療方式，一般來說，被認可「等同藥物治療成效」的失眠治療選項是「失眠認知行為治療 (CBT-I)」（詳見 Part 4），過去研究顯示有很好的治療成效，因此採用 CBT-I 來為孕媽咪解決失眠問題是最合適不過的！

不過 CBT-I 最大的問題是可近性不足，一方面因為 CBT-I 必須要由合格的臨床心理師或醫師來執行，依目前的人力來說，能否有足夠專業人士來替廣大孕媽咪做認知行為治療，是很有挑戰性的。再來就是 CBT-I 並沒有健保給付，整個治療過程都需要自費，另加上每個療程都需要多次往返醫院或診所，耗費時間精力致使普遍接受度並不高。

然而，隨著智慧醫療或遠距醫療正在逐漸發展，或許將來透過

電話或是一些手機上的 APP，就可以讓心理師與醫師更容易透過這些平台來協助病人，也有機會減少人力不足與交通上的不便，也可能有減少相關花費的機會（不過如何能讓睡眠問題評估、失眠治療等，早一點納入週產期照護體系中，也是不能忽視的一環）。

最後，如果「非藥物」的治療失敗或不可得時，嚴重失眠的孕婦還是可以考慮使用藥物治療。短效低劑量的抗組織胺藥物可能對於失眠會有幫助，且不太會引發影響胎兒的問題；至於鎮靜安眠類藥物目前並沒有足夠研究證明其安全性（對胎兒的影響），不過如果在懷孕後期有嚴重失眠，仍可以在權衡下使用低劑量藥物來做治療。

在此要提醒的是，建議不要使用酒精來取代安眠藥，除了療效不佳亦可能造成淺眠外，酒精對胎兒的影響可能不亞於鎮靜安眠的藥物，不可不慎。

● 不寧腿症候群（RLS）

過去的研究顯示，懷孕婦女大約有 3~36% 的機會有 RLS 症狀（數據差距大與研究方法不同有關）。如果跟未懷孕的婦女做比較，懷孕者有大於 3 倍的機會產生 RLS，並且越到懷孕後期越容易出現，有文獻指出，懷孕初期大約為 8%，懷孕中期 12%，懷孕後期 22%[註41]，臺灣本土研究則顯示，約有 10.4% 的孕媽咪有 RLS 症狀[註42]，等同約占 1 成比例。

註40：Eur J Obstet Gynecol Reprod Biol. 2018;221:70-75.
註41：Sleep Med Rev. 2018;40:43-54.
註42：Sleep Med. 2012;13(9):1153-1157.

懷孕期間的不寧腿症候群屬於「續發性不寧腿症候群」（secondary RLS）的一種類型，有些孕婦在分娩數天後，RLS 症狀就可以逐漸得到改善，但若在懷孕期間即曾有過 RLS 症狀者，未來在分娩後，某段時間又再出現 RLS 的機率也較高。

跟其他 RLS 的成因一樣，鐵的缺乏可能與懷孕婦女產生 RLS 有關，其他常見因素包括有葉酸缺乏、荷爾蒙的改變、家族史、憂鬱症等。在治療上，孕期產生的 RLS 可能在分娩後有逐漸改善的機會，所以需不需要治療要看影響程度來決定，症狀不嚴重的話建議先採用「非藥物」的治療方式，倘若會嚴重影響到睡眠或孕婦的生活品質，可以先考慮補充鐵劑，效果不佳時，才考慮使用其他傳統治療 RLS 的藥物。不過要小心的是，**這些藥物都並未有大規模相關的研究使用在孕婦的 RLS 身上，所以安全性與有效性還是要仔細評估後再決定是否採用。**

● 腳部抽筋

夜間腳部抽筋會非常疼痛，有些孕媽咪在睡眠間，會因為這樣的疼痛而突然醒來，也可能因為疼痛而無法再入睡。研究顯示懷孕初期有 21%、中期有 57%、後期有 75% 的人出現腳部抽筋的狀況，與懷孕前的 9% 比起來呈現大幅增加，而且越到懷孕後期越容易發生，對孕婦的睡眠造成很大的影響[註43]。

發生原因目前還不是很清楚，可能與腿部壓力增加、營養失衡、電解質不平衡等因素相關，治療上也沒有太多研究可以參考，熱敷、按摩、伸展運動可能可以帶來一些幫助，減少富含磷酸的食物如牛奶跟肉類的攝取，補充維他命 B 群也都有被提出過，不過並未獲得大型研究結果的支持，大家可以參考就好。

● 胃食道逆流

　　這是一種長期、慢性的問題，胃部的胃酸會逆流到食道造成刺激，嚴重的還會有食道灼傷與潰瘍，孕媽咪因腹圍急遽增加，這種身體結構的改變，加上睡眠時的躺臥姿勢會讓胃酸更容易產生逆流現象；另一個成因是荷爾蒙的改變，比較高的黃體素使平滑肌較為放鬆，這些不適會讓孕婦們睡眠產生中斷，造成睡眠品質下降。

　　約有高達 30~80% 孕媽咪會出現胃食道逆流[註44] 問題，同樣也是越到懷孕後期，發生頻率越多或症狀變嚴重，在分娩之後有機會逐漸改善。生活習慣的調整有助於減緩症狀，例如睡覺前 3 個小時不要進食、少量多餐、睡覺時上半身稍微調高高度等，嚴重時，當然就會需要藥物的治療，制酸劑或者治療胃潰瘍的藥物能有效改善問題，但使用前需要請醫師評估治療的必要性。

　　總而言之，懷孕期的婦女因為身體以及內分泌系統都面臨巨大改變，導致許多睡眠相關問題容易在這個時期出現，當然有部分會隨著孕期的結束而自然改善，有些則在孕期結束後持續存在，甚或有一些可能反倒是因為懷孕，而使潛在的問題提早浮現。

　　我們必須重視懷孕婦女的睡眠議題，因為除了跟母體健康與生活品質有關之外，對胎兒的生長與健康也會有重大影響，在孕期一開始就著重睡眠健康的議題，有問題時及早介入治療，不但可以讓孕婦在孕期中得到更為妥善的照顧，也能避免孕期結束後，持續被睡眠問題所困擾。

　　大家都需要付出更多的心力，來照顧每位辛苦的「一家之母」！

註43：J Women's Health Gend Based Med. 2001;10(4):335-341.
註44：Trop Gastroenterol. 2014;35(3):168-172.

06 更年期婦女

案例

有「時尚教主」封號的資深藝人藍心湄，身材、外貌向來保養得宜，幾年前接受媒體訪問時坦言，身為新時代女性的她，也逃不過更年期帶來的不適，盜汗、失眠、發胖全都經歷過，印象最深的是，曾有幾次明明吹著冷氣，卻在半夜被熱醒，身體從頭溼到腳（盜汗），連床單、枕頭都被汗浸溼。

更年期是每位婦女必經過程，影響時間通常從最後一次月經來潮前的 3 至 6 年開始，也有些人在月經完全停止很長一段時間後，仍有相關症狀。受到荷爾蒙的巨大改變，以及身體狀況、人生階段轉變等因素影響，對這個時期的婦女而言，有相當大的生活層面影響與身體不適，特別是有許多女性會面臨到睡眠障礙的問題，尤其是「失眠」更是困擾。

更年期在女性生理上的變化，首先，大家都熟悉的是會有**「熱潮紅」症狀**——即使在不熱的環境中，卻會突然感到體內有一陣陣「熱」往上衝，衝到頭部、面部與前胸，有時甚至會熱到冒汗，症狀一次大

概可持續長達 30 秒至 10 分鐘，這是由於人體的體溫調節中樞也有雌激素接受器，當雌激素不足時，就會影響到體溫的感受與調節。

約有 8 成更年期婦女都會有「熱潮紅」，這當中又有高達 6 成的人會合併有失眠症狀。如果「熱潮紅」發生在夜間就是夜間盜汗，有些婦女會因此在夜間醒來，通常還會伴隨著焦慮情緒。盜汗的不適感加上焦慮，導致睡眠品質受影響，在夜間醒來後更不容易再入睡。

其次，更年期婦女也常常**合併了情緒上的問題**。隨著身體荷爾蒙改變，大腦中部分跟情緒相關的神經傳導物質出現失衡，使更年期婦女容易產生焦慮與憂鬱的情緒，而這些情緒影響睡眠，又會讓情緒變得更加的糟糕，進入了一個惡性循環，如果沒有好好地處理，就有機會發展成為慢性失眠。

第三個更年期可能帶來的影響是**代謝上的改變**。雌性激素下降，身體的新陳代謝變得比較緩慢，影響則展現在體重的改變，當體重增加與脂肪過度堆積時，也會使得「阻塞型睡眠呼吸中止症」發生機會上升，更進一步讓夜間睡眠深度受到干擾，白天的嗜睡症狀也可能會增加。

最後就是更年期荷爾蒙的改變造成**睡眠週期失衡**，正常的睡眠週期變得不穩定，導致睡眠時間變得混亂，不該睡的時候精神不濟，該睡的時候又無法入睡，使家庭與職場生活都受到影響，更容易加重失眠症狀。

上述這些對睡眠影響的因素，在婦女越接近更年期的時間就會越發嚴重，再加上這時期女性正面臨人生階段諸多挑戰，例如與配偶關係較為冷淡，甚至是中年失婚問題、與逐漸要離巢或已離巢子女關係的問題，或是需要照顧家中長者等，一根蠟燭多頭燒，都會讓失眠

問題愈發嚴重與持續。

如何處理更年期失眠問題呢？以下提供一些建議給大家參考：

1. **改善睡眠的環境**：安靜與減少光線是必要的，使用較為透氣舒適的寢具，減少熱潮紅或夜間盜汗的不適感，也可以保持房間較好的通風。另外，在床邊擺一杯冷水，如果半夜因熱潮紅醒來時，喝一小口以幫助降溫。

2. **減少壓力來源，學會放鬆的方法**：可以把靜坐與冥想當作睡前儀式的一部分，對自己好一點，偶爾跟姊妹淘聊聊天、吃吃美食，安排一個人的小旅行，看一個自己喜歡的電影，聽一場音樂會，都有助於身心靈的放鬆。

3. **安排規律的運動**：運動除了可以增加心肺功能，減少心腦血管疾病的風險，更可以有效的控制體重，也可以減少更年期後骨質的流失與肌少症。此外，運動還能改善情緒，有效地增加睡眠深度，因此對更年期婦女健康來說，規律運動是最好的投資。

4. **荷爾蒙治療**：當然可以有效解決更年期的諸多症狀，進而幫助睡眠，不過如果有乳癌、子宮內膜癌、嚴重肝功能障礙、三酸甘油脂過高、靜脈栓塞、不明原因之子宮出血等禁忌症者不適用，應與醫師討論其他醫療處方（在使用荷爾蒙治療前及長期使用荷爾蒙時，所有婦女都應接受完整的健康及風險評估）。

如果上述方式都嘗試過了，有部分人可能還是需要安眠藥物的幫助，建議跟醫師討論妳的失眠的情況，由醫師開立適當的藥物，**原則是「當用則用」，不隨意自行增減劑量，忍著不治療只會讓失眠的症狀慢性化，也會造成更多情緒上的問題，徒增未來治療難度！**

07 銀髮族

案例

（一）宋先生是一位78歲的退休人士，退休後10多年來，與太太以及兒子、兒媳、兩位孫子同住，由於夫妻倆的身體情況都不算太差，平常也僅需要吃點血壓藥，並沒有太多的病痛，所以經常跟家人或老朋友四處走走看看，甚至可以安排出國旅遊，這樣的退休生活品質羨煞了不少周圍朋友。

然而，大約在退休後7、8年開始，宋先生逐漸地感到夜間睡眠品質變差，常因為晚餐後會打個小盹，等晚上要就寢時發現越來越難入睡，有時在床上躺了2、3個小時都還沒順利入睡，有時終於睡著了，可是過沒多久，又因為有尿意而起床，且上完廁所後要再入睡也非常困難，因此只得輾轉難眠到天色漸白。

宋先生過去從電視上的健康節目中知道，老年人睡眠通常會比年輕時候差，想到自己的失眠情況並不是天天發生，就算前一天睡得不好，對隔天的生活也沒有造成太大影響，所以不曾想過需要因此就醫。

直到某次要出遊前夕，宋先生再次失眠了，為了希望隔天能準時起床，以免遲到、讓朋友們久候，他鼓起勇氣服用朋

友給他的安眠藥，結果，晚上去如廁時，一下站不穩而在廁所裡跌倒，撞得鼻青臉腫外，腰椎也出現輕微的壓迫性骨折，當然隔日的旅遊也因此泡湯了！

　　經過治療與數個禮拜的休養，宋先生才逐漸恢復到往日的狀態，而經過這次慘痛經歷後，宋先生終於下定決心要來好好處理長期失眠的問題。

（二）68歲的李先生，過去還在工作時曾有失眠的問題，斷斷續續使用一些安眠藥物，不過未達天天服藥的程度。近年退休後，雖然睡眠時間較短，但符合這個年紀的生理需求，經與醫師討論，決定先不再使用安眠藥物來幫助入睡，不過他的太太最近帶他到醫院看診，原因是發現李先生的行動變得較遲緩，常常一起出門，走路速度會跟不上家人的腳步，偶然在不經意間，也發現他左手有些抖動的現象，不過並沒有影響到日常生活的功能。

　　除此之外，李太太也抱怨先生的「睡癖」越來越差，不止偶有打鼾現象，常常在半夜的時候，會突然發出很大的聲音，有時候像是在罵人、有時候像是在跟他人聊天，更糟糕的是，第一次在睡覺中竟會有拳打腳踢的動作。最近就有一次，李先生的動作大到自己整個人跌到床下（幸好床的高度不高，只有一些輕微擦挫傷），而李太太先前也曾被先生突然間地「出拳」，打到黑了眼圈，現在只要先生一有動作出現，她就會快速躲到床的角落，以免再次受傷……。

　　這樣的睡眠問題感覺很嚴重，也嚴重影響到「床伴」的睡眠品質與安全，何解？

> **鄔醫師告訴你**
>
> 一般民眾對於失眠常有迷思，事實上，治療失眠不一定要一輩子都用藥，這也是許多人不願意就醫、不願意正確用藥的因素之一。由前面的案例來看，許多人還在工作的時候，因面臨較多壓力，比較有失眠的可能，等卸除工作重擔退休後，是有機會改善、甚至停藥，端看生活步調調整以及心理調適的情況，不過我們必須提醒，銀髮族有可能因為腦部退化而出現睡眠障礙，切勿以為「老了睡得少、睡得不好很正常」，而錯過就醫時機，還是要視情況就醫處理。

失眠

睡眠行為會隨著年紀改變，在嬰兒時期每天可以睡 10 至 14 個小時，成年之後睡 7 至 8 個小時，而隨著進入老年階段，睡眠的時間會逐漸縮短，且睡眠品質也會變差，所以有許多老年人對於睡眠的狀況非常不滿意（調查顯示，有近半老年人有失眠問題[註45]）。

失眠分為：(1) 入睡困難型的失眠、(2) 睡眠維持困難的失眠，以及 (3) 過早清醒的失眠，只要有其中一種狀況都可以稱為失眠，也可能同時有這三種失眠症狀，而**老年人多數失眠是屬於睡眠維持困難的類型。**

對於老年人來說，有很多因素會導致失眠的狀況發生，以下我們可以略加探討幾個主要的原因。

首先，環境上的改變是一個很大的因素，老年人在退休後可能會有生活環境上的改變，例如遷居或是入住安養機構，要重新適應新的住宅，乃至床鋪，都可能造成失眠的產生。

註45：Sleep medicine reviews. 2002 Apr;6(2):97-111.

再者，老年人會面臨許多社會與行為上的改變，譬如退休後生活重心與作息的改變，因為身體機能老化或者疾病所帶來的心理壓力、親人朋友的離開或疏離、與主要照顧者（通常是子女）關係的改變等，都是造成失眠的可能因子。

另外是疾病與藥物的影響，例如退化性關節或脊椎所導致的疼痛，神經退化性疾病的睡眠障礙，使用藥物帶來對睡眠的影響等，都會讓長者更容易產生失眠的狀況。

失眠評估有賴詳細的病史詢問，像是睡眠呼吸中止在老年族群的盛行率較高，因此必須常規詢問是否有打呼與日間嗜睡的狀況=。另外對於所有用藥也都要仔細評估，看看是否為加重失眠症狀的幫凶；還有必須要注意老年人的情緒狀況，因為老年憂鬱症也可能是失眠的成因。必要時，可以請患者做睡眠日誌的記錄，以了解作息情況或是進行相關睡眠檢查。

通常不論是病人本身或是同睡者的資訊都相當重要，由於老年人的病史通常較為複雜，也可能同時使用多種藥物，加上上述種種可能導致失眠的因素，評估時會較為費時，家人可以陪同的話對於診治會很有幫助，因為可以從旁觀者角度來描述病人的作息與睡眠狀況，也可以協助釐清是否有規則服藥，以及幫忙觀察服藥後的反應，特別是患者若有在睡眠當中出現不正常行為、動作或發聲等，協助提供拍攝影像，醫師診斷會更加精確。

那老年人要如何預防失眠的問題上門呢？以下幾點生活上可以做到的事提供給大家參考。

1. **安排好規律的生活作息：**不要因為已經退休了，就讓自己的作息混亂，還是要養成固定時間就寢、固定時間起床的習慣，這樣才

不會讓日夜週期產生混亂的現象。

2. **養成運動的習慣**：最好能呼朋引伴，這樣比較能維持固定運動的動力，也可以藉此跟志同道合的朋友們多多互動，彼此關心。維持正常的社交活動可以讓心理層面更加健全。

3. **要注意在白天時間儘量不要「度估(台語)」或是打瞌睡**：因為即使是短暫的睡眠，都會讓從起床後就開始逐漸累積的「睡眠動力」下降，這樣到了晚上要就寢時，自然入睡的速度就會受到影響。

   如果真的需要在日間補眠，建議可以在午餐後小睡一下，但時間儘量控制在一小時內，如此不會讓「睡眠動力」下降太多，也不會因為進入了第一個深睡期與快速動眼期，而讓起床後容易有昏昏沉沉的感覺，反而影響到下午時段的精神。

4. **含咖啡因飲品的限制**：有些人可能會認為下午跟朋友聚聚喝個下午茶或咖啡很是愜意，但由於咖啡因的半衰期可以長達約 4 至 5 個小時，因此還是會對晚上的睡眠造成影響。

   建議容易失眠的長輩在飲用咖啡或茶葉這樣的飲料時，還是儘量在中午以前喝，而且也不宜過多、過濃，以免影響到晚上正常的睡眠。

5. **遇到入睡困難時，不需要太過緊張焦慮**：建議不要持續躺在床上「硬」睡，有時候反而會增加不必要的焦慮感，如果已經躺了 30 分鐘以上仍無睡意，可以暫時離開床舖，找個家中安靜舒適的角落，做點靜態的活動——聽聽輕音樂、看看書報是很好的選擇。

   此時不宜觀看手機或平板，以免過度的光線刺激導致褪黑激素分泌受到影響，光線也不宜太亮（暖色調為宜，盡量減少藍光），

等到有睡意的時候再嘗試回到床鋪睡覺。

偶爾遇到失眠來找碴，許多老人家會過度的擔憂，可能因為過去聽到許多關於失眠對健康的影響，擔心會帶來更嚴重的疾病，這點一定要澄清一下：失眠對健康的危害確實存在，但是**偶發或短期失眠並不會對健康造成立即的影響，應該以平常心面對，也不要因為前一晚失眠就改變作息提早補眠，這樣反而會讓睡眠週期更混亂**，不利於後續的正常睡眠。正確作法是一如往常維持作息，到了該睡的時候再睡，累積了足夠的睡眠「債」，通常失眠過後的睡眠有機會變得較好。

切記，**越是過度擔憂失眠的影響，反而會造成後續的慢性化，這將使失眠治療更為棘手！**因為目前的安眠藥物主要是 BZD 苯二氮平類（如 Eurodin、Ativan……）或者是 non-BZD 非苯二氮平類的 Z 藥物（如 Zolpidem、Zopiclone……），這些藥物對於老年人來說會帶來比較多的副作用，像是有可能增加跌倒的風險，也可能帶來記憶力方面的認知功能影響，所以在藥物的選擇與劑量調整上，會比年輕的失眠患者較為困難。

必須提醒老年患者因可能併用其他慢性病的藥物，需要考慮到藥物之間的交互作用，建議病患或家屬要把藥物使用的狀況做好紀錄，在每次回診的時候，將藥物使用情況與反應跟醫師討論，讓醫師藉由臨床經驗進行評估與調整，這樣才可以讓治療成效與可能的副作用達到一個合理的平衡。

如果條件允許的話，在藥物治療前，可以考慮採行非藥物的認知行為治療或光照治療（參見 P.199）。

總體而言，老年人失眠比例很高，病情的複雜度也高，藥物治療副作用也多，尋求專業睡眠專科醫師來協助處理是最佳的建議，治

快速動眼期行為障礙（RBD）

前述案例（P.154）李先生的症狀，是典型的快速動眼期行為障礙。目前對於 RBD 國內沒有流行病學相關資料，但從一些國外研究^{註46}看來，歐美國家的盛行率似乎較亞洲人高很多，可能是人種因素的關係，在高齡族群也較多，顯示可能與大腦的退化有關。

正常睡眠有分非快速動眼期與快速動眼期，通常在快速動眼期的時候，就是睡眠中在做夢的時候，所以有人稱快速動眼期為「夢幻睡眠期」。由於人類睡眠通常一個晚上約有 5 至 6 個週期，每個週期約為 90 分鐘，而在每個週期即將結束的時候，都會有一個快速動眼期，才會進入下一個睡眠週期，如此周而復始直到醒來。所以正常來說，每個人晚上大概會做 5 至 6 次的夢，不過一般人可能都不會經驗到有這麼多的夢，因為在夢與夢之間，通常會有較深沉的慢波睡眠，也就是所謂的深睡期，使人忘卻前一個夢境內容，對於即將醒來前的最後一個夢境比較有印象。

註46：不同地區曾經發佈過的 RBD 盛行率：

香港	一項香港社區性研究，在大於 70 歲的 1,034 人中，有 0.38% 的盛行率。
韓國	大於 60 歲民眾、有經過睡眠檢查確定的盛行率約有 2.01%。
歐洲	一項不分年齡層的電話訪問（19,961 人），RBD 盛行率約為小於 0.5%。
美國	明尼蘇達州調查年齡 70~99 歲的配偶（睡伴），結果顯示，有 RBD 的比例約為 8.9%。發病平均年齡為 45~61 歲，且約有 13.8% 的患者有家族史。

做夢不是壞事

夢境對於人類有什麼樣的生理功能？現階段還無法完全了解。在睡眠科學尚未發展之前，人們對於夢境有很多玄學方面的推測，不過就神經與心理的層次而言，目前科學家們推測——做夢可能與記憶的形成與固化、各項技能的成熟、大腦神經元互相的連結、情緒與壓力的調節等方面有著重要的角色。特別是白天的生活、活動、與人社交時，多少會有一些壓抑、隱藏人格本質的部分，在夜晚藉由做夢「宣洩」，對釋放情緒與壓力有幫助，因此做夢其實就身心健康的維持是有好處的。

夢境內容五花八門、天馬行空，有時候完全不合理，有時候又是白天生活片段的重演，所以在夢中，可能還在重複白天的經驗與情緒，因而可能出現各式各樣的動作與語言。例如一些和操作相關的技能，就可能在夜晚重複肢體的「運作過程」，像是運動員、演奏家等，會因此使技巧變得更佳純熟（只在腦中複習，肢體並不會產生動作）。

在正常情況下，大腦有一個安全機制是，在做夢期阻斷所有動作信號從大腦傳到脊髓的運動中樞，因此快速動眼期除了眼睛會快速地轉動之外，另一個特徵就是全身的肌肉（除了眼睛與呼吸的肌肉外）全都失去張力，以避免身體做出夢境中發生的動作，造成自身與周圍同睡者的傷害。不過設計再精細的控制機轉還是會有失靈的時候，對於長者來說，主要因素就是身體機能的退化。

這個功能的失常通常與神經退化性疾病有極大的關係，有研究顯示，當病人出現 RBD 之後的 5 至 10 年，就有可能逐漸出現神經

退化性疾病的病徵，當中最常見的就是巴金森氏症、路易士體症或多發性退化症。另外還有一部分可能與酒精、安眠藥的戒斷，或者是服用抗憂鬱的藥物有關，所以當出現類似 RBD 的表現時，應該就醫尋找可能病因，並長期追蹤、觀察是否產生退化性疾病病徵，以給予早期治療。

RBD 患者需要注意：睡眠環境中，避免擺設足以傷人的物品，以避免 RBD 發作時變成「武器」，讓傷害變更嚴重，在國外就曾發生過，因為攻擊太嚴重導致枕邊人不幸身亡的案例，不可不慎。另外，RBD 患者可以考慮將床往牆邊靠，且睡在靠牆那一側，減少摔下床的機會；至於牆面也可以放置軟墊，以免因動作過大、敲擊到牆面而受傷。

目前藥物對於 RBD 治療已經有相當的成效，但這部分需視症狀嚴重程度，與醫師充分討論後，再決定是否需要使用。而比較可惜的是，經過治療確實可以有效幫助患者減少發作或減輕症狀，但神經退化速度醫學上仍無有效療法，意即退化的部分不論有無接受治療都會持續惡化。

日夜節律睡眠障礙

老化會影響日夜節律的控制與睡眠週期，生活經驗中，常常可以在長輩身上看到這些問題。**高齡者常見的狀況就是日間打瞌睡，但是到了晚上卻睡不著；另外一個常見的高齡者睡眠障礙就是「睡眠相位」的向前挪動**，這點與前述青少年睡眠相位會向後挪動的現象恰恰相反。研究者發現，這個現象可能與人類大腦掌管節律（rhythmicity）的分子機轉，隨年紀因素產生了變化有關，其中可能包含了「時鐘基因（clock genes）」表現的減弱，還有掌管睡眠的褪黑激素隨著年

紀減少，也可能扮演了一定的角色，其他因素如光線暴露不足、白天的活動過少、與社會作息的脫節……可能也都與高齡者睡眠相位的改變有關。

所謂的「睡眠相位前移症候群（advanced sleep-wake phase disorder, ASWPD）」特徵是，總體睡眠時間與該年齡所需睡眠相當，但是睡醒週期相較於社會常規的睡醒時間，往前挪動了 2 個小時以上。睡眠相位前移患者在中年人大約有 1%，而且比例隨著年紀增加，有此病症的人常常會在傍晚就開始出現嗜睡的症狀，也因此導致病人無法正常地參與這時間內的社會與家庭活動。

另一方面，由於醒覺驅動力比正常人更早於半夜即出現，因此患者會在天亮以前就醒來，通常可能是半夜 2、3 點，**即使病人努力地想在前一晚保持正常時間才睡覺，也無法改變早醒的狀況**，如此自然導致總體睡眠時間縮短，致使日間嗜睡情況增加，嚴重地影響了白天正常的家庭與職業功能。

由於人類是晝行性動物，屬於日出而作、日落而息的生活型態，睡眠相位前、後移動當然會造成**個體活動與社會群體活動時間無法搭配的問題**，不過睡眠相位前移的人，相較於睡眠相位後移的人，比較少遇到無法調適社會時間的問題，因為即使睡眠時間提早了，對於朝九晚五的一般生活作息而言，比較沒有干擾，因為這個時間多數人已經回到家裡，對白天的活動較無太大影響。

但睡眠相位後移的人因為無法在早晨順利起床，通常會影響到正常早晨開始的工作與社會活動，因而產生較多適應上的困擾。

此外，由於患有憂鬱症的人比較會有早醒的情況，因此睡眠相位前移病人比較容易被診斷出跟憂鬱相關的失眠，這點不可不慎。

睡眠相位前移的治療目前仍相當有限，且缺乏強而有力的證據，一般來說有三種方法可以嘗試：

1. 每兩天讓睡眠相位往前移動 3 小時，直到睡眠時間回到預定的時段，不過這種方法可能還是有復發的機會。
2. 在晚上 7 點到 9 點之間接受光照治療，如此可以讓睡眠相位往後移動。
3. 早上服用褪黑激素，如此可以讓睡眠相位往後移動，不過因為白天使用褪黑激素可能會讓患者有白天嗜睡的狀況，所以臨床上的接受度也不是很高。

這裡要提醒的是，有些患者為了對抗傍晚時候的嗜睡而使用咖啡或茶葉來提神，如此確實可以保持清醒，不過由於咖啡因的半衰期很長，這個時候使用咖啡因可能會干擾到正常睡眠時間的入睡，也會導致淺眠，所以並不建議以這樣的方式來處理傍晚時段的嗜睡。

比較適合的方法是，建議在接近黃昏的時段，安排一些比較動態或者需要動腦的活動，減少嗜睡的情況，如果這樣做了以後還是有早醒的情形，可以考慮使用一些藥物來增加睡眠的深度，讓早醒的狀況減少，這樣可以進一步避免日間嗜睡，也減少睡眠相位進一步的前移。

PART
4

睡眠障礙有救嗎？
不可放著不管！

01 睡眠障礙評估方式

睡眠是維持我們正常生活至關重要的一部分，一旦有睡眠障礙，不僅影響到白天的精神狀態、工作與生活品質，長期以往，衍生成為慢性問題的話，更可能「拖累」身體健康，甚至對精神狀態產生嚴重損害。

然而面臨各式各樣睡眠障礙困擾時，多數病人在就醫前會有許多焦慮或拖延就醫，最大原因是對於醫師處置睡眠障礙的過程不太了解，包括相關的檢查及藥物，可能都有許多疑慮，因此本章節將針對這些部分做介紹，像是醫師如何評估與診斷睡眠障礙成因？以及在追蹤治療成效時，會使用的一些方法以及工具等，希望能引導大家在尋求醫療協助時，可以先有一些粗淺的概念，也對醫師的處置與安排能有更多的理解。

1. 醫師的診療

即使不是睡眠門診也很常遇到病人抱怨睡眠方面的問題，像是常見「歹睡症頭」：淺眠、多夢、難入睡、睡睡醒醒、凌晨過早醒來後就無法再入睡，甚至有多重情形，這些都是屬於失眠症狀，如果**一個星期有三天以上且失眠時間已經超過三個月，又導致日間嗜睡、疲倦、焦慮、角色功能（如工作與學習等）的損害**，建議一定要找醫師做評估與治療。

醫師對於失眠的治療，臨床病史詢問常包含以下面向，民眾就診前，可以先想過上述問題並預作準備，讓看診過程更加順暢。

睡眠型態
- 入睡所需時間
- 夜間醒來次數和原因
- 總睡眠時間
- 半夜醒來與早醒情況
- 再入睡是否有困難
- 睡眠品質主觀感受
- 日間功能影響程度

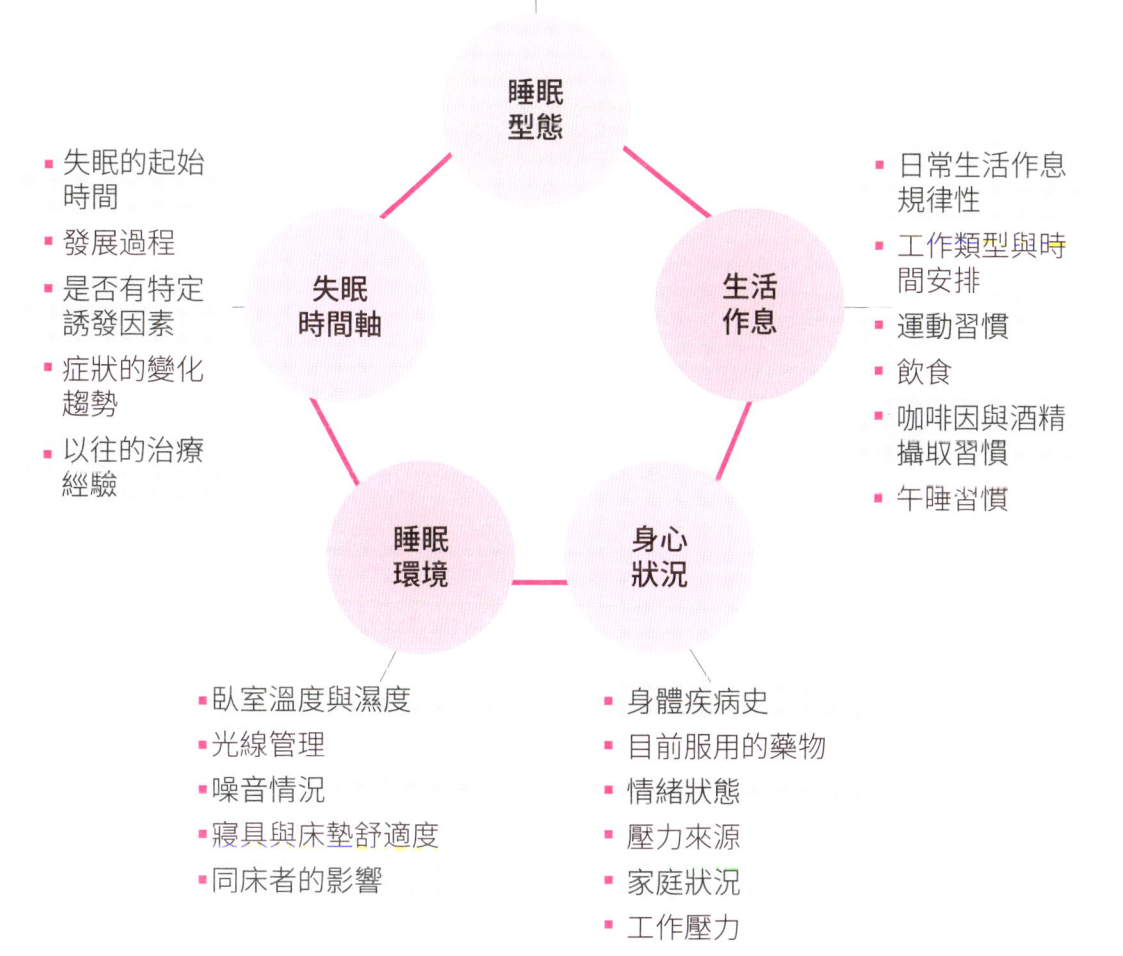

失眠時間軸
- 失眠的起始時間
- 發展過程
- 是否有特定誘發因素
- 症狀的變化趨勢
- 以往的治療經驗

生活作息
- 日常生活作息規律性
- 工作類型與時間安排
- 運動習慣
- 飲食
- 咖啡因與酒精攝取習慣
- 午睡習慣

睡眠環境
- 臥室溫度與濕度
- 光線管理
- 噪音情況
- 寢具與床墊舒適度
- 同床者的影響

身心狀況
- 身體疾病史
- 目前服用的藥物
- 情緒狀態
- 壓力來源
- 家庭狀況
- 工作壓力

此外，醫師還會視病人情況做一些相關檢查，常見項目如下：

● 體重量測

身體質量指數 BMI 是重要的肥胖程度評估，量測病人 BMI[註46]是否大於 30（東方人為 27），若超過將是睡眠呼吸中止症的高風險族群。另外頸圍測量也用於預估罹患睡眠呼吸中止症的風險，當男性頸圍大於 43 公分、女性頸圍大於 38 公分時，就有較高的罹病風險。

● 上呼吸道檢查

一般上呼吸道檢查包含觀察扁桃腺的大小、軟顎位置與形狀，病人坐著、張口、吐舌讓醫師以目視進行檢查，藉此了解病人上呼道是否通暢或狹窄。常用 Mallampati 分級（如圖 11）判別，級別越高，代表呼吸道越狹窄。

圖 11 Mallampati 分級

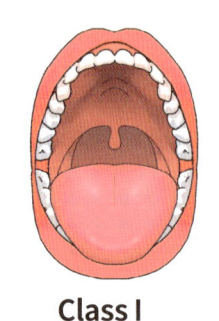

Class I	Class II	Class III	Class IV
軟顎、懸壅垂都可以明顯看見	軟顎、大部分懸壅垂可以看見	只能看見部分軟顎與懸壅垂基部	只剩下硬顎可以被看見

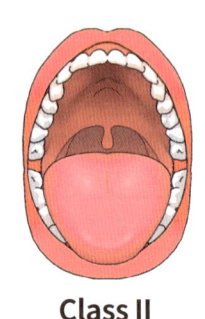

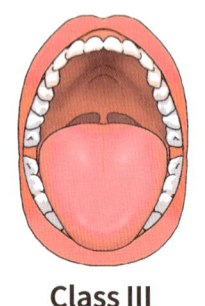

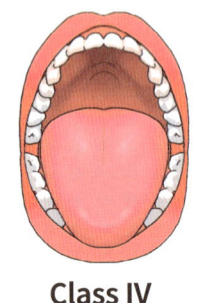

註46： BMI 計算公式：體重（公斤）/ 身高^2（公尺^2）。

● 甲狀腺觸診

和睡眠有關的甲狀腺問題包括：

- ◆ 甲狀腺亢進：刺激交感神經系統造成心跳加快、焦慮、體溫升高，進而影響睡眠品質。
- ◆ 肌肉緊張、顫抖、多汗、心悸等症狀，影響入睡。
- ◆ 甲狀腺功能低下所造成的黏液性水腫，導致上呼吸道組織腫脹，造成氣道狹窄，影響睡眠呼吸順暢度。
- ◆ 甲狀腺素不足，會降低呼吸中樞對缺氧的敏感度，而影響呼吸調節。
- ◆ 整體代謝率下降，造成肌肉無力，影響維持上呼吸道通暢的肌肉群。
- ◆ 體重增加致上呼吸道周圍脂肪堆積，加重氣道阻塞。
- ◆ 舌頭腫大造成氣道阻塞。

以上這些都是可能造成失眠或睡眠呼吸中止症的因素，因此醫師會用視診觀察病人甲狀腺是否有腫大現象，以及觸診摸摸看脖子兩側是否有腫塊或結節。

● 心肺聽診

心臟方面的問題，像是心律不整、心臟衰竭等都可能會影響正常入睡。其中，心臟衰竭病人在平躺時會因呼吸困難，影響入睡，這是肺部血液滯留、無法有效回流至心臟的典型表現。此外，心搏過速或者心跳反應過速的心房震顫，也都可能造成病人的不舒服而影響入睡。因此心肺的聽診與心肺功能的評估，有時候也需要特別檢查。

● 神經學檢查

神經學檢查的重點主要是看看病人是否有肌肉無力的現象，一般像是腦血管疾病、周邊神經病變、肌肉病變，或是神經肌肉接合處疾病（neuromuscular junction disorder）如肌無力症等疾病，會導致肌肉無力症狀，也都可能會引起呼吸肌肉的無力，或者影響到呼吸道通暢的維持，在必要時會進一步排檢。

● 其他進階性檢查

- ◆ 血液檢查（如甲狀腺功能）
- ◆ 全血球計數（CBC）、血紅素（Hb）、鐵蛋白（Ferritin）、空腹血糖、糖化血色素（HbA1c）、肝功能、腎功能、維生素B12、維生素D
- ◆ 相關荷爾蒙檢測
- ◆ 甲狀腺功能檢查（TSH、Free T4、T3）、皮質醇（cortisol））
- ◆ 其他專科會診（神經科、精神科、耳鼻喉科、胸腔科、牙科等）

● 睡眠日誌記錄

醫療人員要了解患者的睡眠模式和影響因素，睡眠日誌是重要的輔助工具，透過病人或家屬系統性的記錄睡眠相關資訊，包含就寢和起床時間、實際入睡時間、夜間清醒次數和時間、日間小睡情況、睡前活動、咖啡因和酒精攝入、藥物的使用、運動時間，以及自評的睡眠品質等，通常持續記錄 2 至 4 週便可有效幫助醫師掌握病人完整的睡眠狀況，找出潛在睡眠問題和干擾因素，幫助診斷或評估治療效果。

就像有些科別會要病人使用飲食日誌、血壓紀錄表等，來讓醫師了解患者實際狀況一樣，透過睡眠日誌的分析，醫師能更準確地診

斷睡眠障礙類型，制定個人化治療計畫，同時也能讓患者更了解自己的睡眠習慣，與醫師共同合作來改善睡眠品質（這類紀錄表同時也是好的溝通材料，在看診時促進醫病雙方溝通，畢竟沒有紀錄下來，有時病人會較難回想，也不容易表達）。

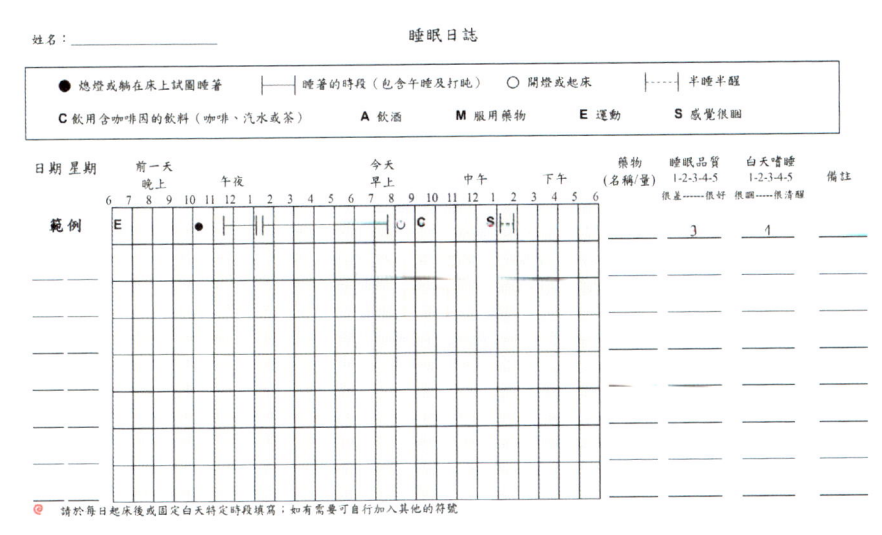

資料來源：政大睡眠實驗室

2. 常用評估工具：主觀評量表與心理評估工具

醫生在臨床診斷時，除了詢問病史、做相關檢查外，在有需要的時候，也會使用各種評估量表，可「量化」疾病嚴重程度、發生頻率等，取得較標準化且客觀的參考資訊，此外，也可用來作為追蹤治療成效或研究的可量化指標。

各式評量工具具有標準化、客觀且可量化的優點，能快速篩檢睡眠問題的嚴重程度，像是睡眠障礙常用的一些量表，能評估睡眠品質、入睡困難、日間功能等面向，也可推測病人是否患有睡眠呼吸中止症的可能性。

與情緒相關的量表則可以量化病人的焦慮、憂鬱與壓力大小，這些數據不僅有助於診斷和追蹤治療效果，也便於進行臨床研究和跨病人比較。相較於口頭病史詢問，量表能得到更系統化的資訊，且減少遺漏重要症狀的風險。

● 主觀評估量表

> 匹茲堡睡眠品質量表（PSQI）──評估睡眠品質

此一問卷是請受測者依據過去一個月來的日常（大多數）睡眠習慣來回答，問題舉例如下：

1. 過去一個月來，您通常何時上床？ _____ 時 _____ 分
2. 過去一個月來，您通常多久才能入睡？ _____ 分鐘
3. 過去一個月來，您早上通常何時起床？ _____ 時 _____ 分
4. 過去一個月來，您實際每晚可以入睡幾小時？ _____ 時 _____ 分

問卷中也會針對常見睡眠困擾，請受測者依實際狀況評分，這些睡眠困擾包括：無法在 30 分鐘內入睡、半夜或凌晨清醒、必須起床上廁所、覺得呼吸不順暢、做惡夢……等。

計分方式說明：

「匹茲堡睡眠品質量表（PSQI）」是由美國學者 Buysse 等人提出，測試需於 5 至 10 分鐘內完成。依據受試者所填答的內容，將分為以下七個面向進行歸納與評分（橫跨多題合併給分，有其專業換算模式）：

1. **睡眠品質**：代表受試者對於自己過去一個月的睡眠品質的滿意程度。計分方式：非常滿意（0分）、尚可（1分）、不滿意（2分）、非常不滿意（3分）。

2. **睡眠潛伏期**：代表受試者過去一個月，躺在床上後需花多少時間才能夠真正入睡。

3. **睡眠時數**：代表受試者過去一個月，平均每晚的實際睡眠時數。

4. **睡眠效率**：主要計算受試者入睡與就寢時間的效率值。

5. **睡眠困擾**：代表睡眠困擾出現的頻率。

6. **安眠藥物使用**：依照頻率給分：從未發生過（0分）、每週少於一次（1分）、每週一或二次（2分）、每週三次或以上（3分）。

7. **日間活動失能**：代表過去一個月是否在白天的日常生活中，無法保持清醒與保持做事的熱忱。

這七個面向每項均在0至3分之間評分，最終將分數加總成為PSQI評估量表的總分，分數愈高顯示睡眠品質愈差，當PSQI分數為5分或5分以上時，即顯示有睡眠品質障礙。

（資料來源：北醫蔡佩珊醫師）

參考文獻 Buysse DJ, Reynolds CF 3rd, Monk TH, Berman SR, Kupfer DJ. The Pittsburgh Sleep Quality Index: a new instrument for psychiatric practice and research. Psychiatry Res. 1989 May;28(2):193-213. doi: 10.1016/0165-1781(89)90047-4. PMID: 2748771.

失眠嚴重程度量表（ISI）——評估近兩週內失眠問題的嚴重程度

失眠嚴重度指數（Insomnia Severity Index, ISI）是一個用來評估失眠問題嚴重程度的工具，通常以問卷形式呈現。它包含 7 個問題，涵蓋入睡困難、睡眠維持、早醒、睡眠滿意度、日常生活影響、對睡眠問題的擔憂等面向。每個問題按 0 到 4 分評分（0 分表示無問題，4 分表示非常嚴重），總分範圍為 0 到 28 分。得分越高，表示失眠問題越嚴重。

1. 近兩週內失眠嚴重程度					
a. 入睡困難	無 0	輕度 1	中度 2	重度 3	非常嚴重 4
b. 無法維持較長的睡眠	無 0	輕度 1	中度 2	重度 3	非常嚴重 4
c. 太早醒	無 0	輕度 1	中度 2	重度 3	非常嚴重 4
2 您滿意自己最近的睡眠狀態嗎？	非常滿意 0	滿意 1	中等 2	不滿意 3	非常不滿意 4
3. 睡眠問題是否有干擾到您的日常生活功能？（如：工作表現、日常瑣事、專注力、記憶力、情緒等）	完全無干擾 0	一點 1	稍微 2	很多 3	非常多 4
4. 他人是否有注意到您的生活品質因睡眠問題受到影響？	完全沒注意 0	一點 1	稍微 2	很多 3	非常注意 4
5. 最近的睡眠問題是否令您擔心／困擾？	完全沒注意 0	一點 1	稍微 2	很多 3	非常擔心 4

（資料來源：政大睡眠實驗室）

參考文獻 Yang CM, Hsu SC, Lin SC, et al. Reliability and validity of the Chinese version of the Insomnia Severity Index. Arch Clin Psychol 2009;4:95e104.

計分方式說明：將七個項目的分數加總（1a+1b+1c+2+3+4+5）即為量表得分。

- **0-7**　無明顯失眠困擾
- **8-14**　稍有睡眠困擾
- **15-21**　有明顯失眠困擾
- **22-28**　有嚴重失眠困擾
- **若得分在 15 分以上，可以考慮尋求專業協助。**

STOP 與 STOP-BANG 問卷

　　STOP 及 STOP-BANG 問卷是用來篩查阻塞性睡眠呼吸中止症（obstructive sleep apnea, OSA）的工具，特別常用於醫療環境中，例如術前評估。STOP-BANG 問卷是在 STOP 問卷（4 組題目）的基礎上，再增加 4 組題目。它的名稱是八個問題的英文首字母縮寫，中文版將這些問題翻譯為適合中文使用者的形式。

S：Snoring （問打鼾）
T：Tired （問疲倦）
O：Observed （問睡覺時是否有人目擊到呼吸暫停）
P：Blood pressure （問是否有高血壓）
B：Body mass index （身體質量指數，即 BMI，問是否超過 35 kg/m^2） *註 47
A：Age （年齡是否超過 50 歲）
N：Neck circumference （頸圍是否超過 40 公分）
G：Gender （性別是否是男性）

註 47：對於東方人而言，超過 35 kg/m^2 比較少見，所以有些會改以 27 或 30 kg/m^2 替代。

在這 8 題中，若有 0-2 題回答「是」，屬於低度風險；有 3-4 題回答「是」，屬於中度風險；當有 5-8 題回答「是」，便屬於高度風險。

參考文獻 Chung F, Yegneswaran B, Liao P, et al. STOP questionnaire: a tool to screen patients for obstructive sleep apnea. Anesthesiology. 2008;108:812-821.

● 心理評估工具

貝克焦慮量表（BAI）

貝克焦慮量表（Beck Anxiety Inventory，簡稱 BAI）是由美國 Aaron T. Beck 教授及多名精神科醫師於 1988 年原創，利用 21 道問題的量表，來評估使用者的焦慮程度。

題目內容包括：感覺麻木或刺痛、感覺炎熱、不自主抖腳、無法放鬆⋯等，適用於 17 歲以上的青少年及成人使用。

貝克焦慮量表每道題均有 4 個選項，從 0（完全不會）、1（輕微）、2（經常發生），至 3（嚴重）。總分範圍為 0 到 63 分，分數越高表示焦慮程度越嚴重。

計分方式說明：
- **0–7 分**：極輕度焦慮
- **8–15 分**：輕度焦慮
- **16–25 分**：中度焦慮
- **26–63 分**：重度焦慮

貝克憂鬱量表（BDI）

貝克憂鬱量表（Beck Depression Inventory，簡稱 BDI），是心理學家艾倫‧貝克（Aaron T. Beck）博士於 1961 年發表用於評估憂鬱症狀嚴重程度的常用工具，涵蓋情緒、生活態度、身體感覺等方面問題。

BDI 總共有 21 題，受測者根據自身在過去兩週內的感受，選擇最符合自己狀態的選項，每個選項分數為 0~3 分，而分析者依照填答結果給予相應的分數，整體總分範圍為 0~63 分，分數愈高表示憂鬱症狀愈嚴重。

計分方式說明：
- 14-19 分為輕度憂鬱
- 20-28 分為中度憂鬱
- 29 分以上是嚴重憂鬱。

壓力知覺量表（The Perceived Stress Scale, PSS）

這份量表是在詢問最近一個月來，受評估者的個人感受和想法，於每一個題項作答時指出自我感受，或想到某一特定想法的頻率。

雖然有些問題看是相似，實則有所差異，所以每一題均需作答，而作答方式盡量以快速、不假思索方式填答，不要仔細思考每一題分數背後的意涵，才能較貼近反應真實的壓力知覺狀況。

請回想最近一個月來，發生下列各狀況的頻率。	從不	偶爾	有時	常常	總是
1. 一些無法預期的事情發生而感到心煩意亂	○	○	○	○	○
2. 感覺無法控制自己生活中重要的事情	○	○	○	○	○
3. 感到緊張不安和壓力	○	○	○	○	○
4. 成功地處理惱人的生活麻煩	○	○	○	○	○
5. 感到自己是有效地處理生活中所發生的重要改變	○	○	○	○	○
6. 對於有能力處理自己私人的問題感到很有信心	○	○	○	○	○
7. 感到事情順心如意	○	○	○	○	○
8. 發現自己無法處理所有自己必須做的事情	○	○	○	○	○
9. 有辦法控制生活中惱人的事情	○	○	○	○	○
10. 常覺得自己是駕馭事情的主人	○	○	○	○	○
11. 常生氣，因為很多事情的發生是超出自己所能控制的	○	○	○	○	○
12. 經常想到有些事情是自己必須完成的	○	○	○	○	○
13. 常能掌握時間安排方式	○	○	○	○	○
14. 常感到困難的事情堆積如山，而自己無法克服它們	○	○	○	○	○

計分方式說明：由專業人士分析評估──

- 0-28 分：壓力屬正常範圍
- 29-42 分：壓力偏大，需注意
- 43-56 分：壓力太大，需尋求資源協助

02 常見的睡眠儀器檢查

1. 多項式睡眠生理檢查 (polysomnography, PSG)

大家可能有聽過睡眠檢查，但究竟是做哪些檢查項目？有哪些人需要做睡眠檢查？睡眠檢查如何執行？檢查進行時有什麼注意事項嗎？為了讓讀者們對醫院睡眠門診或睡眠中心經常會安排的相關檢查能有初步認識，以下針對這些問題做一個簡要介紹，揭開睡眠檢查的神祕面紗。

早在 1937 年，美國紐約有一個私人實驗室就開始應用電生理訊號展開睡眠的紀錄。在當時透過大量資料整理，他們提出了「睡眠階段（sleep stages）」的概念，爾後經過許多學者陸續提出各種睡眠階段分類方法的討論，最具代表性的是在 1968 年，由 Allan Rechtschaffen 與 Anthony Kales 兩位睡眠研究者編彙出版的《人類睡眠階段的術語、技術與分類系統之標準化手冊（A manual for standardized terminology, techniques and scoring system for sleep stages in human subjects）》，在學界簡稱為 R&K 手冊，這本手冊被美國睡眠醫學會（American Academy of Sleep Medicine, AASM）視為現代睡眠腦波分類系統的前身，也是絕大多數研究人員所認同的黃金準則（gold standard）。

到了 2007 年，美國睡眠醫學會再行出版《睡眠與關連事件分類手冊（The AASM Manual for the Scoring of Sleep and Associated Events）》，目前睡眠學界即大多遵循這本手冊的標準，來記錄與分析睡眠中所有的生理訊號。

● 睡眠檢查是檢查哪些睡眠中的生理現象？

睡眠檢查的英文名稱為 polysomnography，簡稱為 PSG，poly- 是多項的意思，somno- 是睡眠的意思，graphy- 是圖形，組合起來就是「多項睡眠生理檢查」的涵義。目前標準的睡眠檢查包含（但不限於）幾種主要的生理訊號：

1. **腦波、眼動圖及下頷肌電圖**。透過這些訊號的分析，我們可以知道受檢查的人是處於清醒狀態，還是已經進入睡眠狀態。如果已經進入睡眠狀態，則可經由上述三個訊號的特徵，來區分快速動眼期與非快速動眼期；非快速動眼期又可細分為第一期睡眠、第二期睡眠以及慢波睡眠，進而供醫師判斷受檢者在各期睡眠中的狀態。此外，腦波還可以監測是否有癲癇波的產生。

2. **呼吸運動、鼻道氣流、呼吸肌肉的動作、血氧飽和度、鼾聲等生理訊號**。這些訊號可以讓我們知道病人是否有睡眠呼吸中止的問題，如果有的話，是中樞性睡眠呼吸中止，還是阻塞性睡眠呼吸中止，甚或是其他類型的睡眠呼吸類型，醫師都可以從檢查報告中進行分析。

3. **心電圖**。了解受檢者在睡眠中是否有心跳速率的異常，或是否有心跳暫停的情形。

4. **腿部肌電圖**。用以診斷是否有夜間週期性肢體抽動症或其他動作異常的發生。

另外，受檢者可能會有一些說夢話的狀況，也可能會出現一些睡眠中的動作障礙，甚至癲癇的發作等，因此睡眠檢查設備也會有可紀錄聲音的麥克風和紅外線攝影機（如圖），以紀錄並監測受檢者的睡眠狀態，提供醫師作為診斷依據，進一步給予適合的醫療處置。

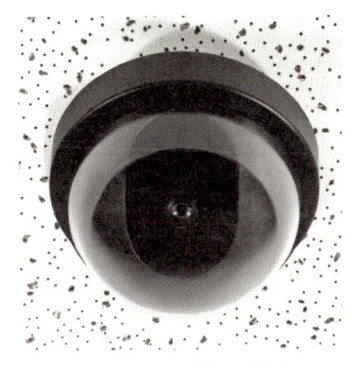

▲ 紅外線攝影機，機器可直接收音。

● 睡眠檢查要怎麼執行？

一般而言睡眠檢查時間為晚上 9 點至隔天清晨 6 點（每個睡眠檢查中心會略有差異，請另查詢各單位實際開放時間），遇到有輪班工作或夜間工作的民眾，有些可以讓受檢者選擇在白天接受睡眠檢查。

執行睡眠檢查前，負責人員通常會先告知相關注意事項，例如：

【檢查相關】

1. 睡眠檢查多半是一人一室，執行睡眠檢查時應儘量避免有人陪伴，以免因為陪伴者的干擾（如打呼、磨牙等）而影響到睡眠檢查的執行。

   有些受檢者若有家屬陪伴需求，如年長者、幼童、衰弱或行動不便者，應提前告知睡眠檢查中心以便安排合適的檢查室，因為不是每間睡眠檢查室（房間）都有陪病床的設置。

2. 受檢者應攜帶健保卡，穿著寬鬆舒適的衣褲；應該在家中先行洗澡沐浴，最好能洗頭，但是不宜使用乳液、髮膠、髮油，男性則建議將鬍子刮乾淨，以免監測用的生理訊號感應線無法黏貼固定。

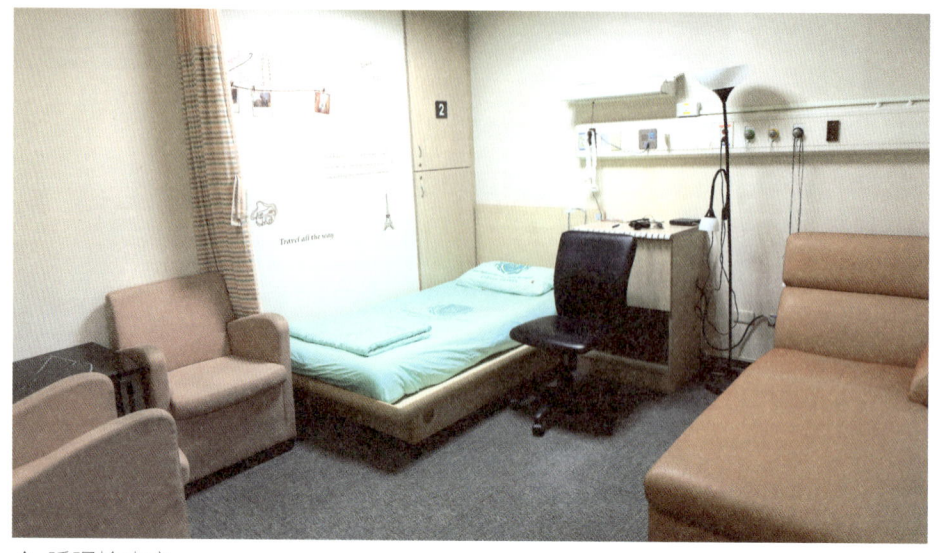

▲ 睡眠檢查室

3. 受檢者可攜帶個人慣用之助眠日用品，如個人習慣的枕頭、棉被、毯子等，亦可攜帶平常睡覺會抱的小物或抱枕，以提供更像家中的睡眠環境，讓轉換睡眠地點的影響降到最低。

4. 檢查當日應避免過長的午睡、應儘量避免喝酒、茶、咖啡等可能影響睡眠的飲品。

5. 受檢者若臨時有感冒、發燒、生病等身體不適情形，應先以電話跟睡眠中心聯絡，確認狀況是否不適合執行睡眠檢查，再行取消或改期。

【藥物相關】

1. 若有服用慢性藥物或其他非睡眠相關用藥者，請依醫師指示照常服用，如有疑義，請在睡眠檢查前先與醫師討論。

2. 若有服用安眠藥或其他助眠藥物的受檢者，在檢查當日是否可以服用應先與醫師討論；執行睡眠檢查時如要服用這些藥物，亦應

告知執行檢查的睡眠技師，以做適當的紀錄供醫師判讀參考。

除了以上常見的提醒外，讀者如欲進行睡眠檢查，仍應依照各個睡眠中心的要求與指示進行。

根據中央健康保險署統計資料顯示，臺灣接受睡眠生理檢查人次每年約5、6萬人。睡眠檢查為健保給付項目，通常針對有嚴重打鼾、懷疑有睡眠呼吸中止、白天嗜睡、腿部抽動、睡眠中行為異常等情形，由醫師安排睡眠檢查，以利診斷，患者不需負擔額外的檢查費用。

至於一般大眾最常見的睡眠障礙，也就是失眠症，原則上並不需要常規的安排多項睡眠生理檢查，除非已經接受過多種藥物治療，仍有成效不彰的狀況時，再諮詢醫師是否需要安排。

一般民眾若想了解自身夜間睡眠情形的話，則可自費接受「睡眠健檢」。另外，睡眠檢查雖然可能過夜或時間較長，但並不算是「住院檢查」，所以如果想要申請私人保險住院費用的給付，是無法開立住院診斷證明書的。

【檢查相關】

瞭解注意事項後，檢查的相關流程大致是 ——

1. **睡眠問卷及資料填寫：**依照約定時間到睡眠中心報到後，睡眠技師會依序讓受檢者填寫相關的睡眠問卷，而後進行身高、體重、脖圍的測量。

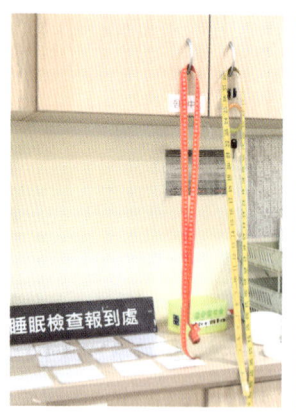

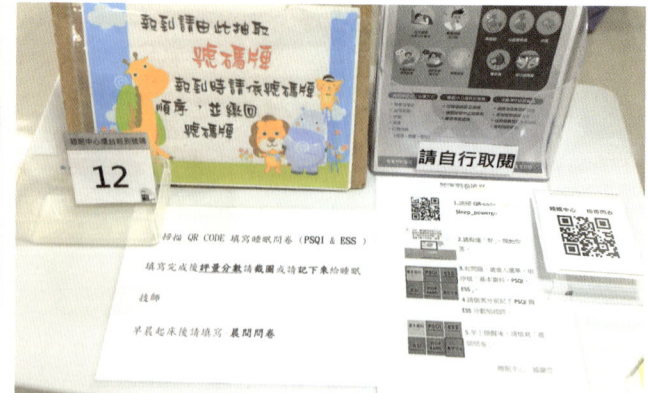

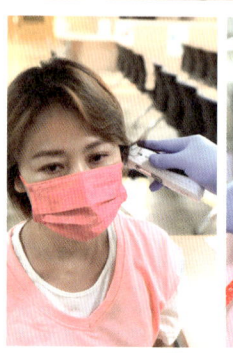

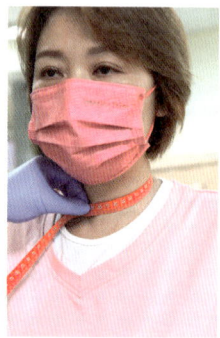

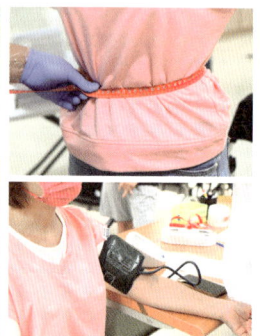

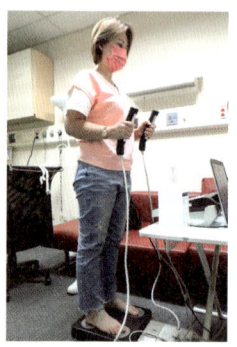

184 ／ PART 4 睡眠障礙有救嗎？不可放著不管！

2. **監測裝置安裝與訊號校正**：由睡眠技師引導至分配的睡眠檢查室，並將訊號感應線逐一固定在受檢者的頭部、臉部、身上及小腿等處，鼻孔也會裝上氣流強度偵測管，手指則夾上監測器量測血氧飽和濃度。

然後睡眠技師就會回到睡眠檢查「中控室」，透過對講機跟受檢者做各項生理訊號的測試，確認訊號都能正常接收及紀錄後，就會關燈讓受檢者睡覺。

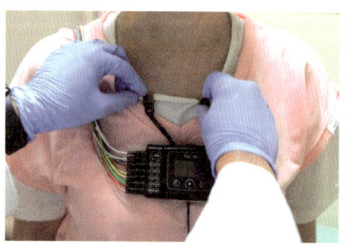

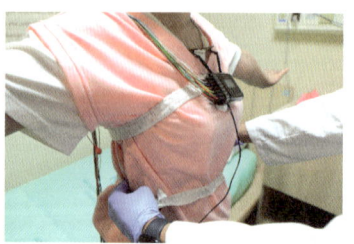

02 常見的睡眠儀器檢查／185

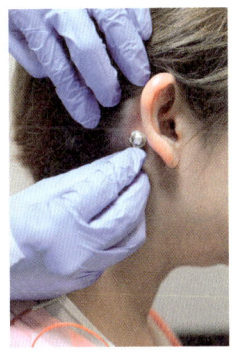

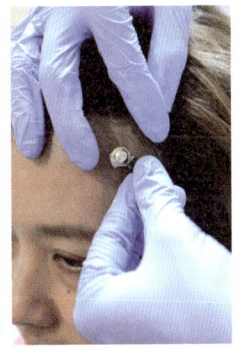

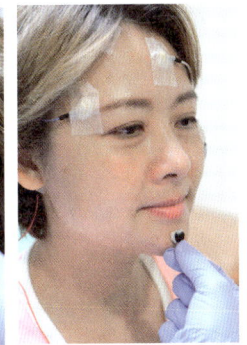

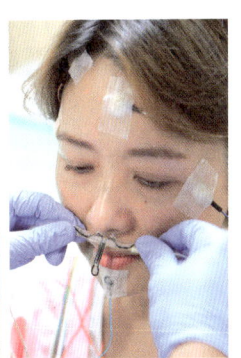

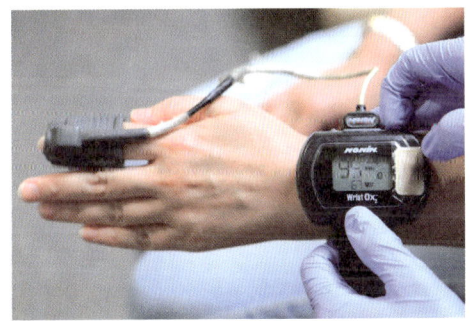

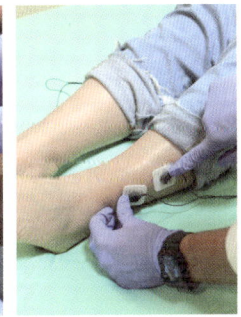

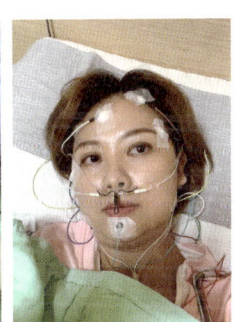

3. 受試者睡覺期間，**睡眠技師將在中控室「值勤」**，監看睡眠狀況並注意各項生理訊號，必要時需進出受試者房間，即時做訊號線的調整（如訊號線脫落時）。

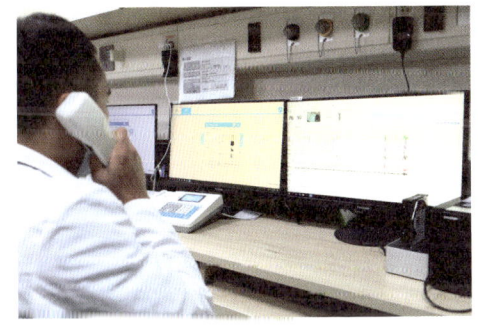

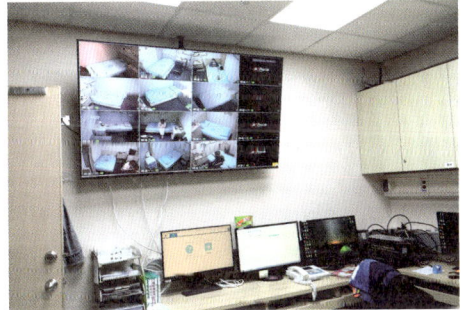

4. 隔日上午測試時間結束，工作人員將陸續喚醒受試者，並拆除身上訊號線等裝置後，即可返家。

5. 睡眠技師整理整夜收集到的生理資料，製作報告供醫師判讀參考。

2. 居家睡眠檢測　(Home Sleep Test, HST)

雖然多項式睡眠生理檢查是目前診斷多種睡眠疾病的黃金標準，但就如同前文照片所示，病患的頭、臉、四肢及胸腹部都會接上許多的訊號檢測電極與設備，較為不適，且睡眠環境與家中日常有極大不同，因此許多病人無法接受或適應這樣的檢查方式。

居家睡眠檢測是一種便利且經濟實惠的診斷方式，提供患者另一種選擇，能在自己熟悉的家庭環境中進行睡眠監測。居家檢測仍然會放一些設備在受測者身上、鼻孔、手指等位置，以紀錄睡眠期間的經鼻空氣流量、打鼾聲音、血氧飽和度、脈搏和呼吸動作等，但比起醫院的檢查設備輕巧、舒適許多。

此外，居家睡眠檢測的優點是，較能貼近病患最自然的睡眠狀態下收集數據，避免因環境改變影響檢測結果準確性，此外在排程上，與醫院安排的多項式睡眠生理檢查相對快速，不用久等，可以有效增加疾病的診斷效率。不過目前居家睡眠檢測並不包含在健保的給付範圍內，醫療院所提供這項檢測服務通常是需要自費的。

居家睡眠檢測的設備通常包含幾個主要的監測元件：用於測量血氧飽和度的指夾式感應器、監測呼吸氣流的鼻導管、記錄胸腹部呼吸運動的束帶，以及追蹤睡眠姿勢的感應器等，這些設備通常體積小巧，操作簡單，患者在接受簡單的指導後，即可將檢測儀器帶回家，自行在家中配戴使用。檢測過程中，這些設備會持續記錄患者整晚的

生理數據，如血氧濃度變化、呼吸氣流強度、呼吸暫停次數等重要指標，之後再依指示將設備拿回醫療院所來判讀，並與醫師討論是否需要安排進一步的檢查或治療。

居家睡眠檢測雖然方便、快速，但也有其使用上的限制，首先，它無法像睡眠中心的多項式睡眠生理檢查那樣，全面監測腦波、眼動情形等有較完整的生理參數；其次，像是中樞性睡眠呼吸中止、猝睡症、夜間肢體抽動症、睡眠癲癇等其他較複雜的睡眠疾病，可能需要更專業的檢查才能準確診斷。因此，**居家睡眠檢測主要適用於評估疑似阻塞型睡眠呼吸中止症者，而對於有其他睡眠障礙症狀、重大心肺疾病或神經系統疾病的患者，醫師可能會建議至醫院睡眠中心進行檢查。**

總而言之，醫療人員會根據患者的具體情況，決定是否適合進行居家睡眠檢測，如果居家睡眠檢測的結果無法有效診斷睡眠呼吸中止，或者因為技術上的因素無法做出正確判讀，在醫院睡眠中心執行的多項式睡眠生理檢查仍是各種睡眠疾病診斷的標準選項。

睡眠中心專業人員介紹

（一）睡眠技師
（諮詢／醫學中心睡眠中心 資深睡眠技師 Joanne）

睡眠技師是睡眠中心裡的專門技術人員，負責執行睡眠檢查的流程與監控，並將收集到的生理數據資料，彙整成報告提交給醫師作為診斷參考。工作型態相對單純，但必須輪值「大夜班」，需要能夠適應；專業要求則是具備各項生理參數的判讀能力，所以多半由護理、醫學檢驗、呼吸治療等相關系所畢業，並取得國家考試證照者轉任。

往往在受檢者入睡後的漫漫長夜，正是睡眠技師最需聚精會神、甚至提高警覺的時候，不僅需要盯著監控設備，注意受檢者身上的感應線是否脫落外，遇到緊急狀況時也需要應變處理，特別是許多患者本身就有長期疾病，例如血壓高、心律慢、血氧低等問題，在睡眠中若出現異常，有時甚至需要立即搶救，所以睡眠技師都還要具備心肺復甦術等急救照護能力，以隨時上場。

在睡眠中心任職 10 年的 Joanne 說，每天都希望自己能夠「安全下莊」，心理壓力是有，但看到患者能夠在檢查後找出問題，終至解決睡眠障礙困擾，也會很有成就感。就像許多來做檢查的患者，事前可能不知道可以治療改善，被醫師轉介來的時候「面憂面結（台語，愁眉苦臉）」，精神不好、脾氣也差，但幫他戴上陽壓呼吸器睡一個晚上，早上起來整個神情都不一樣了！聽到病人說：「很久沒睡那麼好了！」此時就會很開心自己能夠幫忙改善患者的生活品質。

目前許多醫院都有睡眠中心可以做檢測，一般約設置 3 至 6 床，全臺共計約 300 床。以較大規模的雙和醫院來說，設有 12 床，平均每月可檢測 300 人次，約 1 至 2 週可排上。

Joanne 提醒，在檢測前最好先調整作息，以配合睡眠中心檢測時段（晚上 10 點半至清晨 5 點半）順利入睡，檢查當日要避免喝茶、咖

啡等含咖啡因飲品，提高睡眠效率；出發前先洗澡、洗頭，且男性要先刮鬍子、女性不能上妝及塗抹乳液，以免頭皮、下巴、臉頰處的感應線貼片貼不住或使監測出現雜訊。

另外值得一提的是，檢測前也不能飲酒，特別是對於有呼吸中止問題的病人，酒精會使肌肉更放鬆，而影響準確性，所以如果當晚有應酬，或像是過年前尾牙活動較多時就要注意，一旦有飲酒可能會白跑一趟，必須另外約時間才能進行檢查。

(二) 個案管理師
(諮詢／醫學中心睡眠中心 資深個案管理師 Lauren)

一般個案管理師（Case Managers，簡稱個管師）可能需要協助研究計畫案的個案收集和結案等，而在睡眠中心任務不大相同，主要是對於有配戴呼吸器需求的病患，提供衛教諮詢、使用注意事項、治療原理說明等，以幫助患者透過非開刀的物理方式，解決睡眠障礙。

睡眠中心個管師不僅需要具備睡眠醫學及照護方面的專業，還要有極高耐心、抗壓力與良好溝通應對技巧，更重要的是，要有強大的解決問題能力，因為他是直接面對病患的單一窗口，必須隨時「接招」，且服務幾乎全年無休；而病患之外，也經常需要做跨科別溝通，讓相關專科醫護了解呼吸中止併發症及病人的治療選擇，如此才能找出潛在患者，適時提供治療……可謂「最強單兵」、以一人對眾人，相當不容易！

像 Lauren 本身從護理師轉任個管已 11 年，當初也是因為工作需要輪值三班，導致睡眠出問題，失眠、「鬼壓床」、難入睡、易醒……通通來，所以決定改變工作型態。她服務使用呼吸器治療的患者，每天最多要為 10 至 20 人做解說、諮詢，以及回覆即時的 Line 詢息，應接不暇，但她認為，能讓患者提升病識感（病人對自己所罹患疾病的認識及接受程度）、增加治療意願，是辛苦工作的最大價值。

由於新個案可能對呼吸器功能不甚了解，有時光說明就要花上一小

時，特別是高齡長者，對呼吸器的接受度較差（觀感不佳，覺得像生重病才配戴）、使用學習也較慢，但「只要願意嘗試、戴得住、能睡著」就會有很大幅度的改善，晚上睡覺嘴巴不再覺得乾、血壓血糖也能下降，尤其針對夜尿困擾，原來一晚會醒來上廁所 6、7 次，變得可以一覺到天亮，睡得相當安穩。

而有些中年族群因晚上沒睡好，白天騎車、開車精神不濟相當危險，甚至有人因此出車禍，在嘗試使用呼吸器改善睡眠呼吸中止問題後，大呼：「我已經 10 多年沒睡這麼好了！」顯示它確實有其顯著功效，但初次嘗試時必須克服異物感、心理壓力及過去長期用嘴呼吸的習慣，此後，將有機會換來久違的一夜好眠。

呼吸器之外，當然也有配戴牙套、減重、手術等其他治療選擇，個管師都會說明分析，協助患者做適當決策，目前隨著技術的精進，呼吸器設備也與時俱進，有不少新功能，面罩也有各式尺寸及類型，適合不同年齡族群使用，唯器材設備及相關耗材是自費，部分醫院的睡眠中心可提供試用租借，覺得合適再進行購買。

3. 多次入睡潛時檢查（Multiple Sleep Latency Test, MSLT）

這是一種**日間睡眠檢測方式，主要用於評估患者的嗜睡程度和診斷猝睡症**。通常會在前一天晚上，先完成完整的多項式睡眠生理檢查之後再讓病人於白天進行 4 至 5 次的短時間睡眠測試。MSLT 能夠客觀地測量一個人從清醒到入睡所需的時間，以及是否出現快速動眼期睡眠，這對於診斷某些特定的睡眠障礙非常重要。

MSLT 檢查過程相當制式且標準化，在每次測試中，病人會被安排在一個安靜、黑暗的房間內，並被要求嘗試入睡。每次測試間隔約

2 小時、每次測試持續 20 分鐘，如果病人在 20 分鐘內無法入睡，該次測試就會結束；如果病人有入睡，測試會繼續進行 15 至 20 分鐘，以觀察是否出現 REM 睡眠。在整個檢查過程中，睡眠技師會持續監測病患的腦波、眼動、肌電圖等生理指標。

MSLT 檢測分析主要關注兩個重要指標：平均入睡潛時和睡眠開始的 REM（sleep onset REM period，簡稱 SOREMP）次數。正常人的平均入睡潛時通常大於 10 分鐘，而猝睡症患者的平均入睡潛時往往少於 8 分鐘，且在多次測試中出現兩次或以上的 SOREMP。這些數據對於診斷發現各類型嗜睡症，特別是猝睡症具有重要的診斷價值，然而，檢查結果可能受到前一晚睡眠品質、近期睡眠習慣、藥物使用等因素影響，因此醫師在判讀時會綜合考慮病人的臨床症狀，以及前一晚的多項式睡眠生理檢查結果，來進行診斷，並給予適當治療。

4. 活動記錄儀檢查

活動記錄儀，也名為腕動計（Actigraphy）是一種非侵入性的醫療檢查方法，近年來在睡眠醫學領域扮演著越來越重要的角色。

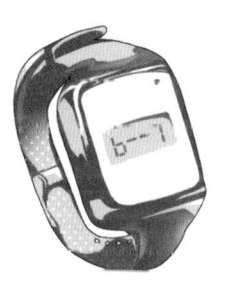

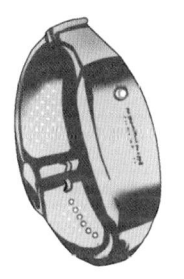

▲ 腕動計

這種檢查方式主要透過配戴在手腕或腳踝的小型監測設備，持續記錄人體的「活動—靜止」模式，像是現今被普遍使用的智慧手錶等穿戴裝置一樣，能為個人睡眠狀態和晝夜節律的評估提供客觀數據。

其核心原理是利用加速度計技術，通過內建的壓電晶體感應器檢測三個軸向的運動，並將這些機械能轉換為可分析的電子信號。所記

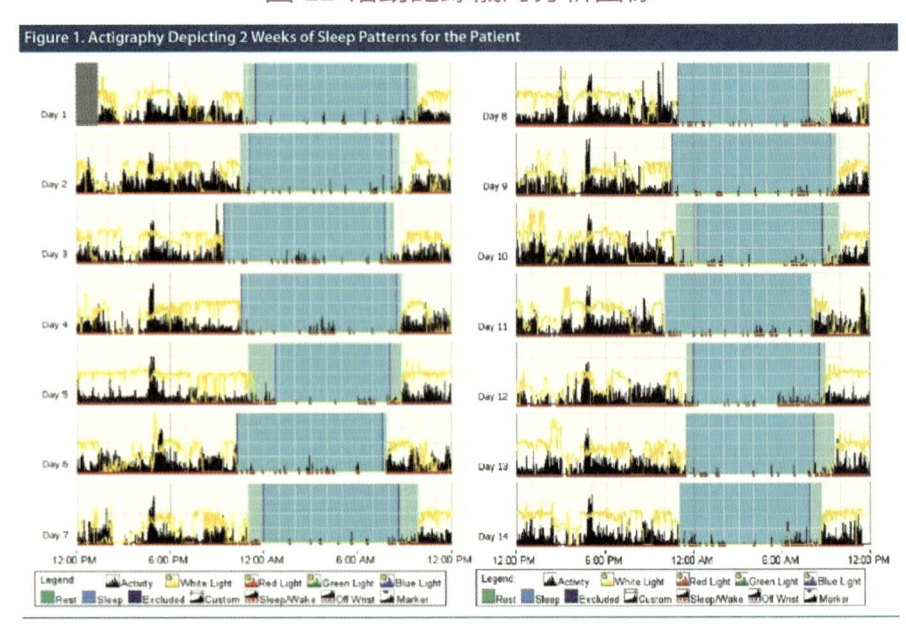

圖 12 活動記錄儀的分析圖像

▲ 白底部分是紀錄到個體有不間斷的身體動作，在判讀上會是屬於清醒的狀態；藍底部分僅記錄到少許活動，大部分時間是靜止的，在判讀上是屬於睡眠的狀態。從這 14 天的結果來看，個體睡眠、清醒的時間與間隔沒有太大改變，顯示個體睡眠時間大約都是 11-12pm 到隔天的 8-9am，總體睡眠時間足夠，也無節律週期的改變。（資料來源：Debroy K, Yazgi H, Krishnamurthy VB. Sleep state misperception in frontotemporal dementia. Prim Care Companion CNS Disord. 2023;25(2):22cr03285.）

載下的原始數據經過特定演算法處理後，能夠有效區分出活動期和靜止期，從而推斷個體的「睡眠─覺醒」狀態。在臨床上，活動記錄儀不僅能評估睡眠潛伏期、總睡眠時間和睡眠效率等關鍵指標，還可用於識別夜間清醒次數，為睡眠品質評估提供重要參考（如圖 12）。

活動記錄儀的臨床應用優勢主要在於便利性、客觀性和成本效益等方面。這種設備體積小巧，佩戴方便，不會對受試者的日常活動造成明顯干擾，特別適合在自然環境下進行長期監測。與傳統睡眠監測

方法相比，活動記錄儀能夠提供更為客觀的數據，有效減少主觀偏差。

在成本方面，活動記錄儀的價格相對低廉，操作簡單，維護成本也低，可重複使用，使得在臨床和研究中具有較高的性價比。然而，這種檢查方式也存在一些限制，例如無法準確區分靜臥與實際睡眠狀態，可能會高估睡眠時間；對短暫覺醒的敏感度較低，且無法評估具體的睡眠分期。此外，對老年人等特定族群來說，可能因其活動量減少，而影響到數據判讀的準確性。

隨著科技不斷進步，活動記錄儀正在經歷快速的發展與創新，包括感測器技術的提升、演算法的優化，以及與其他生理參數監測的整合等，都在不斷擴展其臨床應用的可能性。特別是在與智慧設備的結合方面，活動記錄儀正在發展出更多元化的功能，包括即時數據傳輸和遠端監測等特性。

為了確保檢查準確性，臨床使用建議應連續佩戴至少 7 天，並配合完整的睡眠日誌記錄，同時在數據分析時，需要考慮患者的個別差異，同時結合其他臨床資訊進行綜合判讀。

儘管存在某些限制，但活動記錄儀在睡眠醫學領域的應用仍然帶來許多幫助，隨著相關技術持續改進和臨床經驗的累積，活動記錄儀可以為睡眠醫學的研究和臨床診療提供客觀參考依據。

03 失眠認知行為治療

失眠認知行為治療是目前治療慢性失眠最具實證基礎的非藥物療法，這種治療方式整合了「行為治療技術」與「認知治療策略」，目的是在幫助病人改善影響睡眠的行為模式和思維方式。

我們在第二章談到過失眠 3-P 理論，失眠的認知行為模型認為，觸發因子（如壓力事件）與前置因子（如過度警覺）的相互作用可能引發急性失眠，而持續因子，包括不當的因應行為（如過度躺床）和錯誤的認知信念（如對失眠的過度擔憂），則使急性失眠演變為慢性問題。

基於這個理論框架，CBT-I 藉由多種不同方法介入，幫助患者打破持續失眠的惡性循環。

1. 治療組成元素

● 睡眠限制療法（sleep restriction）

睡眠限制療法是 CBT-I 最重要的行為介入策略之一，透過暫時限制病人的臥床時間，來增加睡眠壓力和鞏固睡眠。

具體做法是根據睡眠日誌計算實際睡眠時間，初期將臥床時間

限制在略高於實際睡眠時間的水平，待睡眠效率提高後再逐漸增加臥床時間。雖然初期可能加重嗜睡症狀，但能快速改善睡眠品質。

● 刺激控制療法（stimulus control）

刺激控制療法旨在重建臥室環境與睡眠之間的關聯。這種方法包含一系列的行為規則：只在感到睡意時上床、若躺床 15 至 20 分鐘仍無法入睡則離開臥室、將臥室僅用於睡眠和性生活、保持固定的起床時間。這些規則幫助建立臥室環境作為進入睡眠的線索，減少失眠相關元素的喚醒與反應。

● 認知重建（cognitive restructuring）

認知療法專注於識別和修正與睡眠相關的不當認知。常見的認知扭曲包括：對失眠後果的災難化思考、對睡眠需求的不切實際期待，以及對失眠原因的錯誤歸因等。治療師通過蘇格拉底式提問、行為實驗等方法，來幫助患者發展更適應性的思維模式。

● 睡眠衛生教育（sleep hygiene）

睡眠衛生教育提供關於促進睡眠的行為建議，如規律的作息時間、適當的運動、避免干擾睡眠的物質（如咖啡因、尼古丁）等，雖然單純的睡眠衛生教育效果有限，但作為整體治療方案的輔助依然重要。

● 放鬆技巧訓練（relaxation techniques）

放鬆訓練包括漸進式肌肉放鬆、腹式呼吸、意象訓練等技巧，幫助降低交感神經系統的活化程度、降低心率和血壓、減輕肌肉緊張、減少腦中思緒紛飛和焦慮，降低生理和認知的過度喚醒（hyperarousal）狀態。這些因素往往會干擾睡眠的開始和維持，因此放鬆訓練有助於創造更有利於入睡的條件。

2. CBT-I 的臨床實施

CBT-I 的概念在臨床醫師治療失眠病人的時候，就可以逐步的教導病人，然而依照目前國內看診「三長兩短（掛號排隊「長」、候診時間「長」、領藥等候「長」、看診時間「短」、醫師說話「短」）」的現實環境下，醫師很難有充足時間在繁忙的診間給予足夠指導，因此正式的 CBT-I 都是由訓練有素且具專業證照的臨床心理師來執行治療。

CBT-I 通常在 6 至 8 週內完成，可採用個別或團體形式進行。治療初期重點放在行為介入，待患者適應後再逐步加入認知重建。睡眠日誌是治療過程中的重要工具，用於監測進展和調整介入策略。

3. 療效證據與應用考量

大量研究證實 CBT-I 對慢性失眠具有顯著療效，其效果不亞於或優於藥物治療，且具有長期維持效果。研究顯示，**接受 CBT-I 的患者在入睡潛伏期、夜間清醒時間、睡眠效率等指標上均有明顯改善。**值得注意的是，這種改善往往能在停止治療後持續維持。

CBT-I 效果顯著，但也存在一些實施障礙，如專業臨床心理師不足、患者依從性問題等。近年來發展的「數位化 CBT-I」提供了一種可能的解決方案，但其效果仍需更多研究驗證。此外，由於健保並未給付 CBT-I，因此病患需以自費方式接受這項治療，療程所產生的費用，以及相對一般看診需要付出更多交通與時間成本的情況下，目前在推行 CBT-I 上還是有些實際上的困難與挑戰。

CBT-I 臨床施行成效
(諮詢／衛生福利部雙和醫院睡眠中心 臨床心理師 翁承澤)

「只能死馬當活馬醫，失眠怎可能聊個天就會好？」這是許多來做心理諮商初診個案心中的 OS。面對長期以來的慢性失眠，不少患者已經失去信心，藥物越吃越多、越吃越重，效果卻不佳，有些甚至是「看到床就怕」，不知道自己該怎麼面對日復一日的漫漫長夜……。

事實上，目前已有上千篇臨床研究支持「失眠認知行為治療」對改善睡眠的療效，包括曾有論文[註48]分析數百篇相關研究發現：

- 入睡耗時可縮短約 20 分鐘
- 睡眠中斷後再次入睡時間縮短 20 分鐘
- 睡眠時長增加 10 分鐘
- 睡眠效率改善 10%

因此，目前認知行為療法已普遍被推薦作為慢性失眠的第一線治療，其效果跟藥物相當，甚至療效更為持久，且無須負擔藥物所帶來的耐受性或不良反應風險。

像曾有一位中年女性，因工作壓力大，安眠藥已使用 4、5 年，雖然藥物可幫助入睡，但睡眠品質仍不佳，之後又陸續出現不明疼痛、關節退化等問題，加重影響睡眠。她每天與安眠藥、止痛藥、肌肉鬆弛劑為伍，越吃越灰心，到了某一天，突然發現連藥物都失效，世界開始崩塌，即使醫師幫她加強劑量，還是無法入睡，痛苦至極！

心理師剛接觸到的時候，整個人相當焦慮、憂鬱，自殺意念很高，亟需拯救。所幸患者有很強的「病識感」，知道自己生病，也很努力想改善，在每週心理治療配合下，短短 5 週就獲得大幅改善，從原先一週只有 2 天入睡，且都只睡 2 小時的極差狀況下，進步到一週能睡 3、4 天，睡眠時數拉長、入睡耗時也很理想，之後連睡眠中斷情形也慢慢改善，終於成功減藥。

失眠認知行為治療由臨床心理師執行，一次會談約 50 分鐘、每週一次[註49]，會先針對個案目前睡眠情形進行評估，設計適合個人的治療方案，

透過釐清失眠因素、改變對睡眠焦慮害怕的感覺及想法、教導適當的助眠技巧，以科學、自然及安全的方式來改善失眠，幫助患者重新找回睡覺的能力。

多數失眠個案在配合相關療程後，睡眠狀況都獲得顯著改善。一般而言，最快 4 週可見效果，例如原先一週 4、5 天都無法入睡者，可以變得多睡一點點或縮短入睡時間；6 次之後效果更好、若狀況穩定約 8 至 12 次可「畢業」[註50]！

在這當中，病情較複雜的個案就需要花較長時間，像是有減藥需求者。如某男性患者因各類型失眠問題，光安眠藥就吃了 3 種，但吃藥也睡不好，心想與其增加藥量，不如嘗試做心理治療，結果約 4 至 5 週即提升睡眠效率與入睡速度，自 12 週起減藥、15 週時僅剩一種藥物吃半顆（剩安慰劑功能）；之後，再持續每 3 週找心理師諮商談精神壓力，直至學會身心平衡技巧，成功扭轉人生。

失眠認知行為治療的效果是深遠的，因為從神經心理行為理論來看，在失眠的病因模式中，有一部分即為睡眠認知，也就是一個人的想法、信念、概念等，會影響到睡眠行為和睡前情緒。也就是說，如果受到錯誤觀念或迷思影響，導致睡不著、睡不好、入睡困難、對睡眠恐懼等，就很適合進行非藥物的心理諮商，由心理師協助抽絲剝繭，拿掉錯誤認知的部分，進而導正行為，就有很大機會可以回歸一夜好眠。

當然，對於心理師來說，如何「說服」病患相信有效、並建立雙方信賴關係，是首要的挑戰，畢竟絕大多數來到診間的患者，內心都已是「傷痕累累」、殘破不堪，透過專業治療技巧，將許多的抱怨和焦慮慢慢引導及修補，雖然需要一些耐心和花費，但確實能夠看見改變，提供失眠患者在藥物以外的一種治療選擇。

註 48： Trauer, J. M., Qian, M. Y., Doyle, J. S., Rajaratnam, S. M., & Cunnington, D. (2015). Cognitive Behavioral Therapy for Chronic Insomnia: A Systematic Review and Meta-analysis. Annals of internal medicine, 163(3), 191–204.

註 49： 每家醫院可能略有不同。

註 50： 受訪心理師個人臨床經驗。

04 光照治療

　　光照治療是一種非藥物性的睡眠障礙治療方法，主要透過調節人體的生理時鐘來改善睡眠。**這種治療方式特別適用於生理時鐘紊亂、季節性情感障礙（SAD）以及某些類型的失眠症患者。**

　　以神經生理學的機轉來看，光照治療是通過視網膜 – 視交叉上核（retinohypothalamic tract）路徑來調節生理時鐘。當 460~480nm 的藍光波段通過視網膜的特殊光敏感神經節細胞（ipRGCs）時，會直接刺激下視交叉上核，進而影響褪黑激素的分泌模式。研究發現，這個過程不僅影響睡眠 – 覺醒週期，還會調節核心體溫、皮質醇等多個生理現象的節律。

　　在實際臨床應用中，光照治療需要考慮光照強度、時間長度、使用時間點和治療持續期。標準的光照治療通常使用 10,000 Lux 的白光，每天治療 20 至 30 分鐘，光照的時間點對治療效果至關重要，需要根據個人生理時鐘和作息時間來調整，對於早睡早起型失眠，建議在晚間使用光照；晚睡晚起型失眠，則建議在早晨使用（見圖 13)。

　　光照治療的設備主要是使用治療燈或光照眼鏡。治療燈通常放置在距離眼睛 30 至 60 公分的位置（如圖 14），光線要能照射到眼睛，但不需要直視光源；而光照眼鏡則較為便利攜帶，適合需要活動的患

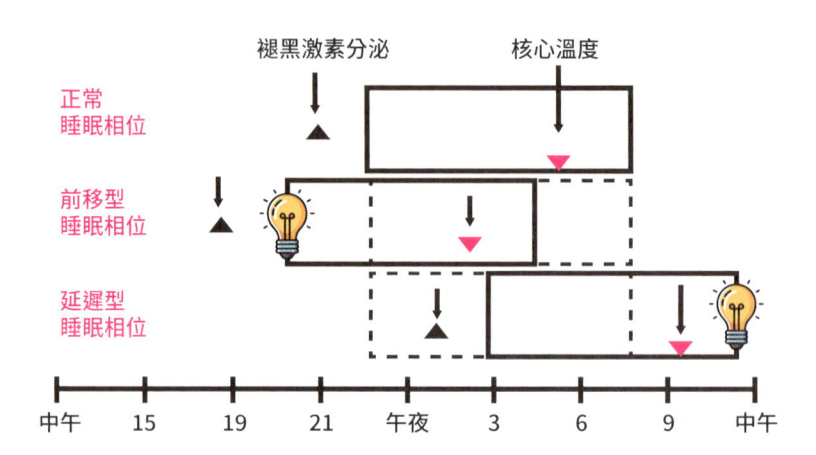

圖 13 各種睡眠相位使用光照治療之建議時間

褪黑激素分泌　　核心溫度

正常睡眠相位

前移型睡眠相位

延遲型睡眠相位

中午　15　19　21　午夜　3　6　9　中午

▲ 此圖說明對於睡眠相位前移的病人，在傍晚接受光照治療，有助於延後褪黑激素的分泌，讓睡眠相位可以往後移動；反之，睡眠相位後移的病人，如果在睡醒後接受光照治療，有助於褪黑激素的分泌時間前移，使得睡眠相位可以往前移動。

者使用。在選擇設備時，要注意光源的安全性，確保有足夠的紫外線過濾功能。

　　光照治療之優勢在於副作用少，不會產生依賴性，適合長期使用。常見的輕微副作用包括眼睛疲勞、頭痛或輕微的情緒波動，這些通常可以透過調整治療時間或強度來改善。但對於罹患某些眼科疾病、對光敏感者，以及正在服用某些光敏感藥物的患者，在接受光照治療時需要特別謹慎（與皮膚科、眼科醫師討論，評估利弊後再執行）。

　　這項治療通常需要經過一段時間才能看到效果，一般建議持續

使用 2 至 4 週。在治療過程中，保持規律作息時間和良好的睡眠衛生（sleep hygiene，指良好睡眠習慣保健法，詳見下一章）相當重要，而光照治療也可以與其他治療方法結合使用，像是認知行為治療或藥物治療等，以達到更好的改善效果。

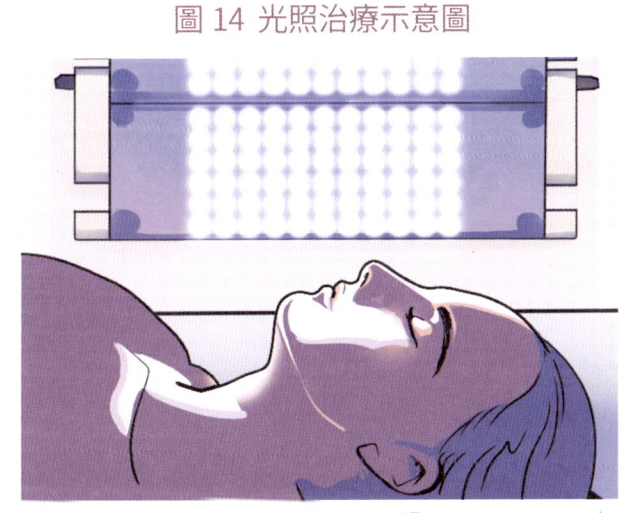

圖 14 光照治療示意圖

（國內睡眠光照治療機目前尚未通過醫療儀器驗證。）

05 失眠治療藥物簡介

　　治療失眠的理想藥物需要有幾個特點：能快速導入睡眠、能維持睡眠至足夠的時間、不會造成正常睡眠結構的改變、不會造成隔天嗜睡而影響白天的功能、不會有耐受性與依賴性等成癮的問題。

　　不過理想終歸是理想，目前治療失眠的主流藥物仍無法達到上述理想狀況，因此在選擇藥物治療失眠問題時，必須了解其特性，審慎評估藥物帶來的好處與壞處，當然最重要的是，一定要與專業的睡眠醫師討論如何使用，不能隨意更改使用的方法與劑量，更不要將藥物分享給親朋好友。即使症狀類似，適合的藥物與劑量都大不相同，因背後的病理機轉相當複雜，如果使用了不適當的藥物，可能不但沒有作用，更可能帶來傷害，不可不慎！

　　如果已經與醫師討論過失眠的狀況，並依其建議開始使用藥物的情況下，可以不必對安眠藥的使用過於恐懼，目前安眠藥物的危險性並不算太高，如果因為不正確觀念影響用藥順從性（drug compliance，指病患遵照醫師處方或藥師指導正確服藥）和規律，反而會使失眠狀況更加地持續與惡化，應及早治療，待改善後再行減藥或停藥才是良策。

在使用安眠藥物時把握幾個重要原則,能讓治療過程更為順利:

- 使用最低的有效劑量
- 注意是否有睡眠衛生的問題並積極改善
- 依照生活作息的需要,來做藥物選擇與調整
- 定期追蹤,與醫師討論治療的成效,適時對處方做適當調整
- 安眠藥物不宜貿然停用,需與醫師討論停用的方法與契機。但如果是在初期使用,而有出現副作用情形時,可以先行停藥,並盡速就醫回診,與醫師討論及進行調整

常用的安眠藥物有哪些?

● 苯二氮平類(Benzodiazepines,簡稱 BZD)安眠藥

苯二氮平類安眠藥物是臨床上最常使用的安眠藥,它們主要通過增強 γ- 氨基丁酸的作用來達到催眠效果。據其藥物動力學特性,特別是半衰期[註51]的長短,可以分為短效型、中效型和長效型(詳見表 4-1)。

註51: 藥物在吸收後,分佈到血液中,再經代謝排除之後,血中濃度下降到最高血中濃度一半所需的時間。

下表列出臺灣常用的幾種安眠藥給讀者參考：

作用於苯二氮平受體之安眠藥物

藥品學名	管制級數	常見商品名	上市劑量(mg)	建議劑量(mg)	作用效期	半衰期(小時)
非苯二氮平藥物						
Zolpidem	第四級	Stilnox（使蒂諾斯）	10	5~10	短效	1.5~2.4
Zopiclone	第四級	Imovane（宜眠安）	7.5	3.75~7.5	短效	5~6
苯二氮平 藥物						
Estazolam	第四級	Eurodin（悠樂丁）	2	1~2	中效	8~24
Triazolam	第三級	Halcion（酣樂欣）	0.25	0.125~0.25	短效	2~3
Flunitrazepam	第三級	Rohypnol（羅眠樂）	1	0.5~1	中效	10~20
Brotizolam	第三級	Lendormin（戀多眠）	0.25	0.25~0.5	中短效	7
Nitrazepam	第四級	Mogadon（眠確當）	5	5~10	中效	18~38
Midazolam	第四級	Dormicum（導眠靜）	7.5	7.5~15	短效	1.5~2.5
Nimetazepam	第三級	Erimin（愈利眠）	5	5	中效	26
Flurazepam	第四級	Dalmadorm（當眠多）	15, 30	15~30	長效	40~100

（節錄自 2017 年睡眠醫學會失眠問診指引）

苯二氮平類藥物之不同效用

類型	舉例	說明
短效型 BZD	如 Triazolam、Midazolam 等	・主要用於治療入睡困難，具有導入睡眠快、作用時間短的特點，但可能會出現早醒和反彈性失眠的問題。 ・Midazolam 的半衰期約 1.5~2.5 小時，常用於手術前的睡眠誘導，具有良好的遺忘作用，比較不適合用於長期失眠的治療。
中效型 BZD	如 Lorazepam、Estazolam、Nitrazepam 等	・半衰期約 10~20 小時，除了催眠作用外，還具有抗焦慮效果，適合治療伴有焦慮症狀的失眠患者。 ・Nitrazepam 的半衰期約 18~36 小時，具有較強的肌肉鬆弛作用，對於伴有肌肉緊張的失眠患者可能有幫助。
長效型 BZD	如 Flurazepam 等	・半衰期可達 40~100 小時，適合治療睡眠維持障礙，但需注意可能會出現藥物蓄積和白天嗜睡的問題。

在使用 BZD 類藥物時，需要特別注意以下幾點——

1. 這類藥物具有潛在的依賴性，應盡量短期使用，並在醫師指導下逐步減量或停藥。

2. 老年患者使用 BZD 藥物時需要格外謹慎，因為他們對藥物更敏感，且更容易出現認知功能障礙和跌倒等不良反應。

3. 有呼吸系統疾病的患者也需要特別注意，因為 BZD 類藥物可能會加重呼吸系統的抑制。

● Non-BZD（非苯二氮平類）安眠藥

Non-BZD（非苯二氮平類）安眠藥物是近幾年使用量最大的失眠治療藥物，由於英文學名都是 Z 開頭，所以又稱為 Z 類藥物（Z-drug），雖然同樣是通過增強 GABA 的作用來達到催眠效果，但與傳統 BZD 類藥物相比，具有依賴性較低、副作用較少等優點。

Z 類藥物包括 Zolpidem、Zopiclone 和 Zaleplon 等，雖然也是作用於 GABA 受體，但其選擇性更高，並具有更好的安全性。

藥物名稱	說明
Zolpidem	大家熟悉的商品名稱為「史蒂諾斯」，在大多數國家都是最常用的安眠藥物。 主要用於治療入睡困難，較少出現白天殘留效應，所以比較不會有日間嗜睡的副作用。
Zopiclone	除了改善入睡障礙外，由於半衰期較長，對維持睡眠也有幫助，可惜常因有金屬苦味致少數病人無法使用。
Zaleplon	是所有 Z 類藥物中半衰期最短的，約 1 小時，特別適合短期的睡眠調節。

為了減少副作用和依賴性的風險，臨床上經常採用間歇給藥或需要時給藥的策略。建議患者在服用藥物的同時，也要注意改善睡眠衛生，對於長期服用 BZD 類或 Z 藥物的患者，醫師應定期評估用藥的必要性，並考慮逐步減量或是否需要轉換為其他治療方案。

2. 常見的助眠藥物

在臨床上，確實有許多非安眠藥物具有助眠效果，這些藥物原本可能是用於治療其他疾病，但其附帶鎮靜作用可以幫助改善睡眠，但

這是屬於所謂的「標示外使用（off-label use）註52」，因此使用這些藥物治療失眠的必要性與安全性需要密切評估，以確保用藥的安全。

以下是主要的幾類：

類 別	說 明
抗組織胺類藥物	• 如第一代抗組織胺藥物 Diphenhydramine、Doxylamine，除了治療過敏反應、流鼻水、鼻塞等症狀外，因其具有較強的鎮靜作用，也不屬於管制類藥物，所以常被拿來做為治療失眠的藥物。 • 這類藥物常見於非處方的感冒藥或過敏藥中，能通過阻斷組織胺受體來產生嗜睡效果，然而，可能會有抗膽鹼性副作用，如口乾、便秘等。
抗憂鬱類藥物	• 特別適合同時有憂鬱症狀的失眠患者。 • 部分具有鎮靜作用的抗憂鬱藥物，如 Trazodone、Mirtazapine 和 Doxepin 等，也常被用於治療失眠。 • 副作用為體重增加、白天嗜睡等。
抗精神病藥物	• 如 Quetiapine 和 Olanzapine 等，低劑量使用也有助眠效果。 • 主要用於治療精神疾病，但因其具有鎮靜作用，因此有時也會用於「難治性失眠」的治療。
中樞性肌肉鬆弛劑	• 如環丙補酮（Cyclobenzaprine），主要用於治療肌肉痙攣或疼痛相關的失眠。

註52： 將藥物使用在非依藥物許可證所載之適應症、年齡層、劑量、或給藥途徑等，並不違法但必須遵守衛福部的規定，也就是：要正當理由、要合理使用、要告知病人、要依據文獻、要「單方」為主。

抗癲癇藥	• gabapentinoids 類藥物，如 Gabapentin 和 Pregabalin，雖然主要用於治療神經痛和癲癇，但也具有改善睡眠的作用，特別是對於因疼痛導致失眠的患者。
天然補充劑	• 如褪黑激素、纈草根、香草、洋甘菊等，雖然療效可能不如處方藥物明顯，但因其副作用較小，常被用作輔助性治療。 • 褪黑激素特別適合調節生理時鐘和改善時差綜合症。

提醒大家注意，這些藥物雖然具有助眠效果，但都應在醫師指導下使用，因為它們可能會有特定的副作用和使用限制。

3. 新型態安眠藥物

隨著科技進步，目前市面上已有一些（或即將推出的）新作用機轉安眠藥，以下個別簡單介紹，不過這些新藥通常單價較高，且多數需要自費，讀者如有需要可跟醫師討論後再使用。

● 雙重食慾素受體拮抗劑

雙重食慾素受體拮抗劑（Dual Orexin Receptor Antagonist, DORA）是市面上最新一類的安眠藥物，代表藥物包括 Suvorexant、Lemborexant 和 Daridorexant。這類藥物通過阻斷食慾素的作用來促進睡眠，與傳統安眠藥作用於 GABA 受體的機制不同，其特點是不影響認知功能和平衡能力，且較少產生依賴性，特別適合老年患者使用。

● 褪黑激素受體促進劑

是另一類較新型態的安眠藥物，包括 Ramelteon 和 Tasimelteon，這類藥物選擇性地作用於褪黑激素 MT1 和 MT2 受體，透過調節生理時鐘來改善睡眠。它們主要用於改善入睡困難，特別是對於生理時鐘紊亂導致的失眠效果較好。

● 長效型褪黑激素

相信大家對於褪黑激素都不陌生，許多失眠的人都會服用褪黑激素來幫助放鬆，這些產品在多數歐美國家都是當作健康食品在販售，取得相當容易，但在臺灣官方規定是屬於處方藥物，必須有醫師的處方箋才可以取得，無法自行於國內的藥妝店、藥局或大賣場等通路購買。

實際上在過去國、內外的研究中，褪黑激素對於失眠治療的效果也沒有很強的證據，長期使用的安全性也不明，所以睡眠學界並不推薦使用褪黑激素當作失眠的治療選擇藥物。

不過目前國內已有第一個經衛生福利部核准合法販售之藥品級長效型褪黑激素，因其顯示了比較好的臨床效益，在臨床試驗中發現，對於入睡時間、睡眠品質和晨間清醒度有明顯比例的改善，讓褪黑激素在失眠的治療上又搶回了一席之地。

● 選擇性 GABA-A 受體 α2/α3 亞型調節劑

這是正在研發中的藥物，跟 BZD 一樣也是作用在 GABA 接受器，這類藥物比傳統 BZD 更具選擇性，可能會減少認知功能障礙和依賴性等副作用。

● NK1 受體拮抗劑

這也是正在研究的新作用機轉安眠藥物，透過阻斷 P 物質[註53]（substance-P）的作用來改善睡眠。初步研究顯示，這類藥物可能對改善睡眠結構有幫助，且較少產生耐藥性。

以上這些新型安眠藥物的開發，為失眠治療提供了更多選擇，特別是在減少副作用和依賴性方面有明顯優勢。然而，它們的長期安全性和有效性還需要進一步的研究評估。民眾選擇使用時，仍需要在醫師指導下，根據個人情況來決定最適合的藥物。

註53：Substance P 是一種由 11 個胺基酸組成的神經胜肽（neuropeptide），主要存在於中樞和周邊神經系統中，是一個重要的神經傳導物質，主要功能包括疼痛傳導、發炎反應、情緒調節、腸胃蠕動、血管擴張等。目前在臨床醫學上，substance P 的拮抗劑被用於治療噁心、嘔吐，也是疼痛和發炎相關疾病的潛在治療標的。

PART
5

睡眠習慣
DO & DON'T

01 睡前宵夜

攝取食物後會想睡覺的原因，主要是人們在飽餐之後，會獲得心靈的滿足，血糖的上升也會使得副交感神經活性上升，而因饑餓所帶來的焦慮感則會下降，因此，在這個時間點是會讓人感到昏昏欲睡、有利於入睡的。

所以對於失眠的朋友，會建議可以在睡前吃少量小點心，這樣對於睡眠可能會帶來一些幫助，至於吃什麼樣的食物比較有助於睡眠，目前看法分歧，筆者認為選擇澱粉類或微甜的食品可能比較適合，因為這些食物比較能讓血糖上升、刺激血清素的分泌，達到幫助入睡的效果（但如果要控制體重，或需要控制血糖的慢性病患等則不建議）。

至於很多人會建議在睡前喝牛奶類的飲品，筆者不是很推薦，因為牛奶屬於高蛋白食物，很容易刺激胃酸的分泌，造成

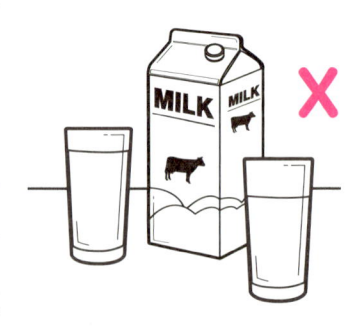

腸胃甚或食道的負擔，反而影響入睡，萬一平時不常喝牛奶或有乳糖不耐症問題，也很容易產生拉肚子的現象，得不償失。

另外值得注意的是晚餐攝取的量。大家可能有時候在晚間與家人、朋友聚餐，或者去享受吃到飽的餐廳時，常會過度飲食，而我們的胃要排空至少需要 3 至 4 個小時，因此一般建議用餐最晚不要超過 9 點，且吃 7、8 分飽即可，否則睡前可能會感到腹脹不舒服，有時還會有胃酸逆流情形，這些都會讓入睡變得更加困難。

所以不論是晚餐或是宵夜都不宜吃過多的食物，以免造成反效果，影響睡眠品質。

02 睡前飲酒

睡前小酌 OK 嗎？相信有不少人會利用睡前飲酒的方式來幫助睡眠，在睡眠門診中，也常常聽到病人詢問關於睡前飲酒的建議。儘管酒精有可能會讓人感覺放鬆並促進入睡，但其實它會對睡眠的品質與結構產生負面影響，所以睡前飲酒其實是不太建議的。

飲酒會讓人感到放鬆的原因是，酒精是屬於中樞神經系統的抑制劑，會對腦部活動產生抑制作用，讓人感覺放鬆，可以幫助人們快速進入睡眠，因此很多人在喝酒後會感覺比較「好睡」，這也讓許多人用以取代安眠藥物來幫助入睡。

但其實酒精的助眠效果非常短暫，問題較大的是它會干擾整個睡眠結構，特別是快速動眼期睡眠以及深度睡眠的減少，同時也會增加夜間覺醒的機會讓睡眠變得睡睡醒醒，影響睡眠品質。相信許多人曾有過這樣的經驗：在大醉一場睡醒後仍昏昏沉沉，感覺前一夜是睡睡醒醒，沒有睡飽，這就是酒精破壞睡眠結構的有力證明。

要注意的是，酒精還能通過影響生理節律來改變睡眠結構，包括酒精會干擾視交叉上核（SCN）的功能、改變褪黑激素的分泌模式、影響核心體溫調節，從而擾亂正常的「睡眠–覺醒」週期。

此外，酒精的代謝產物也會對睡眠產生影響，當酒精被代謝為乙醛（acetaldehyde）時，將增加自主神經系統的活性，促進睡眠中的覺醒，也就是說，到了半夜時分當酒精代謝完，反而會讓人異常清醒，影響睡眠的穩定性。

而不論是快速眼動期睡眠還是深度睡眠，對我們的記憶、情緒調節與身體機能的恢復都是至關重要，因此，以其所獲致的效益與缺點兩相權衡，喝酒助眠可謂非聰明之舉，若長期依賴酒精，除產生酒精成癮問題，恐還會惡性循環為嚴重失眠，並對身體其他機能（肝、胃、神經等）帶來其他損傷。

另外要相當注意酒精會影響睡眠呼吸的問題，因為酒精具有放鬆肌肉的效果，這會讓喉嚨和呼吸道的肌肉更加放鬆，增加呼吸道阻塞與打鼾的風險，甚至可能加劇睡眠呼吸中止的症狀，對於本身就有打鼾問題或睡眠呼吸中止症的人來說，睡前飲酒會加重影響睡眠呼吸障礙，更有甚者，如果喝得太醉，再加上嚴重的呼吸中止，其實是有夜間猝死的可能性！

酒精還會增加尿液的生成，具利尿效果，使夜尿頻率增加，造成睡眠中斷，干擾正常睡眠生理過程，並可能加重隔日早晨的疲倦感和頭痛，影響第二天的精神狀態。

睡前少量飲酒可能讓人感覺更容易入睡，但酒精對睡眠質量的負面影響是顯著的，筆者建議，如果因為社交因素要飲酒，或者想在一天的緊繃工作後放鬆一下，適度地在晚餐時間飲用少量酒精是可以接受的，份量來說啤酒就一罐／紅白酒就一杯／烈酒就一小杯，然後跟上床睡覺時間間隔 3 個小時以上，應該就不會讓酒精對睡眠造成太大影響。

酒精影響睡眠的機轉

酒精主要通過調節 GABA 系統來影響睡眠，經由作用在 GABA-A 受體，來增強中樞神經系統的抑制性神經傳導，這種作用特別反映在腹外側視前核（VLPO）這個睡眠的關鍵調控中心。

酒精對「腺苷系統」的干擾是另一個重要機制，酒精會抑制腺苷的再攝取（re-uptake），導致細胞外腺苷濃度升高，同時酒精也會改變腺苷受體的敏感性。這些變化雖然在睡眠初期可以帶來明顯的嗜睡效應，但是也會引起睡眠的不穩定性，這種效應特別反映在睡眠後半夜，造成頻繁的覺醒和睡眠片段化（frequent arousal and sleep fragmentation）。

而睡眠結構中，受酒精影響到的主要是快速動眼期和慢波睡眠，且有明顯的「雙相性」特徵——前者是先抑制後反彈、後者是先增強後抑制。

在快速動眼睡眠的部分，急性期時，酒精通過降低乙醯膽鹼（acetylcholine）活性，和干擾橋腦網狀結構的功能來抑制 REM 睡眠，然而當血液中的酒精濃度開始下降，即會出現 REM 睡眠反彈現象（rebound），表現則為 REM 睡眠時間延長和 REM 密度增加，這種反彈效應往往伴隨著睡眠的進一步片段化。

至於慢波睡眠，在睡眠的前半夜，酒精會增加 SWS 的數量並提高 δ 波活動，然而這種促進作用是短暫的，到了睡眠後半夜，SWS 會顯著減少，同時伴隨睡眠連續性下降和覺醒次數增加。這種隨著睡眠時間推移的改變，反映了酒精對睡眠調節機制的複雜影響。

睡前飲酒＋吃安眠藥？危險！

安眠藥千萬不可與酒精併用！常有備受失眠所苦的民眾想要併用藥物與酒精，認為可以加強助眠效果，殊不知，安眠藥與酒精併用將潛藏致命風險，有幾項需要注意的原因：

1. 兩者同為中樞神經系統抑制劑，共同作用於大腦的 GABA 受體，合併使用會顯著增強鎮靜效果，產生嚴重生理反應——從意識模糊、記憶障礙、運動遲緩、警覺性減弱，到呼吸抑制、昏迷，甚至威脅生命，過去就曾出現過死亡等嚴重案例。
2. 酒精會干擾藥物代謝，增加藥物毒性，食藥署就明確警示：任何藥物均不可與酒精併用。
3. 有長期飲酒習慣者，更可能遇到藥物耐受性增加的問題，導致安眠藥劑量需要加重才有效果，會越吃越重。

因此特別提醒，如有需要使用安眠藥，切勿飲酒（飲酒後數小時內酒精仍會持續於體內作用，故飲酒當下及飲酒前、後皆不應使用藥物）。

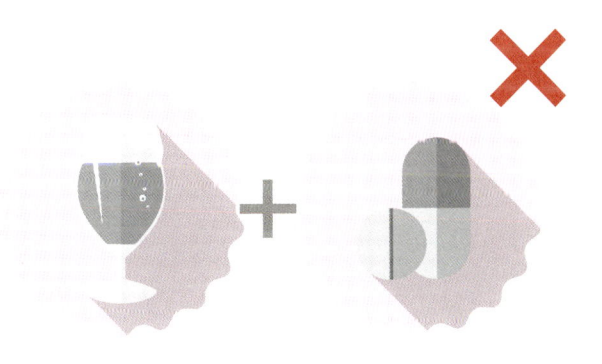

03 攝取咖啡因

咖啡因是一種廣泛使用的興奮劑，常見於咖啡、茶、軟飲料和能量飲料中。它通過阻斷腺苷在大腦中的作用，從而提高警覺性和減少疲倦感。然而，咖啡因對睡眠有著顯著的負面影響，特別是在下午或晚間攝取時，其影響更為顯著。

咖啡因會延長入睡所需的時間，攝取咖啡因後，人體的神經系統處於興奮狀態，使得入睡變得更加困難。此外，咖啡因還會縮短總睡眠時間，儘管最終能夠入睡，但睡眠時間往往會較短，導致整體睡眠不足。咖啡因也會降低睡眠品質，在睡眠中，咖啡因會干擾正常的睡眠結構，使得深度睡眠（慢波睡眠）和快速動眼睡眠的時間減少，這些睡眠階段對於身體和大腦的恢復至關重要，因此太晚喝咖啡或者攝取太多咖啡因，都可能導致次日的疲倦感增加，影響日常的功能表現。

為了減少咖啡因對睡眠的負面影響，建議在下午和晚間避免攝取含咖啡因的飲料和食品。總之，咖啡因是一種強效的興奮劑，過量或不當使用會對睡眠產生顯著的負面影響，合理控制咖啡因的攝取量和時間，可以有效減少其對睡眠的不利影響。

04 接觸尼古丁

俗話說：「飯後一根菸，快樂似神仙；睡前一根菸，好眠似神仙」，真的是如此嗎？根據國民健康署的資料，臺灣成年人吸菸率在民國111年仍有14.0%，姑不論抽菸對肺部及心血管疾病的健康危害，抽菸以及尼古丁的攝取其實對睡眠也有顯著的負面影響，主要原因是尼古丁會影響人體的中樞神經系統，是一種強效的興奮劑，從而干擾正常睡眠過程。此外，即使在睡眠期間，尼古丁的作用也可能使人更容易醒來，導致整體睡眠時間縮短。

跟咖啡因的狀態類似，尼古丁也會影響睡眠質量。吸菸者往往會經歷較淺的睡眠階段，這意味著深度睡眠和快速動眼睡眠時間減少。而長期吸菸還會導致耐受性和依賴性的增加，這意味著，吸菸者可能需要攝取更多的尼古丁才能滿足，致使睡眠干擾再加深。由於尼古丁具有成癮性，吸菸者在晚上可能會經歷尼古丁戒斷的症狀，這些症狀包括煩躁不安、焦慮和困倦，進一步影響睡眠的質量和持續時間。

吸菸與其他睡眠障礙也有關係，例如，吸菸者罹患睡眠呼吸中止症的風險較高，會導致呼吸暫停和頻繁的夜間覺醒；吸菸與不寧腿症候群和週期性肢體抽動症等也有相關性。為了改善睡眠品質，戒菸是非常重要的一步，不僅能減少尼古丁對睡眠的負面影響，還能改善整體健康狀況。

05 睡前運動

運動後比較好睡相信是大多數人有的經驗，而過去許多國內外研究也都支持這個論點，含運動後的放鬆、腦中神經傳導物質的改變、運動後核心體溫的逐漸下降……都有可能是幫助睡眠的因素。

然而運動時間不能太接近睡眠的時間，建議在睡覺前三小時內不要做激烈運動，以免交感神經過於活躍，反而對睡眠造成負面影響。放鬆類的運動如伸展、拉筋、慢瑜伽等是比較適合「助眠」的運動。

日常來說，做哪類運動會比較有助於睡眠？目前沒有一致的定論，但不論是重訓、有氧運動，或是混和性的運動應該都不錯（可改變大腦中神經傳導物質如血清素、多巴胺的比例，提升睡眠品質）。至於運動量的部分，目前建議每周三天，每次達 30 分鐘以上，程度上至少要做到稍微流汗或者微喘，強度才會比較足夠，然而每個人的體能狀態不同，還是要依自己的狀況做調整，尤其是過去都沒運動習慣的人一定要循序漸進的加強，或者可以考慮跟專業的健身教練討論後再執行。

睡前唯一可以做的激烈運動是性行為，證據顯示，不論是自慰還是與親密伴侶達到性高潮，都將有助於腦中泌乳素的分泌，也可以促進壓力荷爾蒙的下降，這些生理反應可能都有助於睡眠。

06 睡前用 3C

　　根據國發會 2016 年的調查發現，國人每日手機使用時間已經高達 3 小時又 21 分鐘，而且有高達 81% 的民眾在睡前都還在使用手機，在這裡並不討論手機成癮的問題，而是如果在睡前都還在使用電腦、平板、手機等 3C 用品的話，可能會對睡眠帶來什麼影響？

　　睡前刷手機，甚至房間裡的燈關了，還在黑暗中繼續刷手機，這時手機發出的強光，尤其是藍光，會抑制大腦褪黑激素的分泌，導致啟動睡眠的節律系統受到影響，將睡眠相位往後移動，從而讓人的入睡時間延後，睡眠品質降低。此外，如果此時看的內容與工作有關，或是玩容易讓情緒亢奮、激動的線上遊戲，又或者是看一些新聞或政論節目而影響到心情的話，這些對於睡眠的進行都是不利的。

1. 建議大家在睡前如果要使用這些 3C 產品，要把握一些原則：不要使用過長的時間，例如要檢查隔天的行程，那麼看過後就好，或設置鬧鈴提醒自己，就不至於忘記或一直掛心，影響睡眠；
2. 將這些螢幕的光度調低，也可以使用夜間模式（多數產品有這個選項），來減少藍光的暴露；
3. 慎選觀看的內容，儘量不要看會影響心情和睡眠的內容；
4. 是建議不要在床上看手機或平板，可以找個家中或臥室中舒適的角落使用，等有睡意時再上床，如此可與睡眠環境建立一個較好的連結。

07 睡前拖延症

跟上一個議題很有相關性的就是「睡前拖延症（bedtime procrastination）」，這個名詞的出現大概僅約 10 年左右的時間，起初是荷蘭的一位心理學家所提出[註54]並開始獲得大眾的注意。

「睡前拖延症」是一個現代睡眠問題，指人們在睡覺前「故意拖延入睡」的行為，儘管他們知道應該要早一點上床休息，以應付隔天工作、活動所需的精神與體力，但卻因某些原因選擇延遲上床睡覺。這種行為常常會導致睡眠時間不足，進而影響第二天的身心狀態和生理健康。

「睡前拖延症」常見表現包含觀看手機或電視、持續瀏覽社交媒體或網路資訊、找各種理由不睡覺（例如再多做一些家事，或準備一些隔天需要處理的事等），即使已經感到疲倦，仍舊延遲入睡時間。

至於現代人為什麼容易會有睡前拖延症的問題，可能與個人的生活習慣、心理狀態或生理因素有關：

1. **焦慮和壓力**：當人們感到焦慮或壓力時，會嘗試拖延入睡，因為他們不想面對睡眠時可能產生的負面情緒或困擾的思緒。
2. **科技依賴**：使用手機、平板電腦或電視等電子設備的時間過長，

註 54：Frontiers in Psychology. 5: 611

特別是藍光的影響會干擾褪黑激素的分泌，這使得人們無法放鬆並容易保持清醒。

3. **生理時鐘失調**：不規律的作息或長期熬夜會打亂人體的生物鐘，使得晚上很難在「該睡覺的時候」感到困倦，從而陷入拖延的循環。

4. **自我控制能力不足**：有些人可能會缺乏有效的時間管理或自我控制能力，即使知道自己應該早睡，也難以抗拒誘惑，做不好管控。

5. **獲得心理滿足**：拖延上床睡覺有時可以讓人感覺到「時間掌控感」，特別是對於那些白天被工作或責任束縛的人，睡前的自由時間會成為他們的放鬆和享受（例如有許多媽媽總是在小孩睡著後，拖延睡覺時間，藉由熬夜來享受做自己的「Me Time」）。

6. **內心的「無聊恐懼」**：有些人害怕晚上自己一個人待在安靜的環境中，因為這時可能會進入深層思考。面對孤獨或情緒上的困擾，他們會選擇拖延入睡、盡量保持忙碌的方式來分散注意力。

　　「睡前拖延症」對生活與健康的影響很多，睡眠不足是最直接的後果，長期拖延入睡則會導致睡眠時間減少，從而引發一系列健康問題，例如免疫力下降、記憶力衰退、情緒不穩、注意力不集中等。第二常見的影響就是情緒問題，拖延睡覺後帶來焦慮和內疚感，尤其是當第二天需要早起時，會加重心理上的壓力，形成一種惡性循環。

如果你發現自己有前述問題，以下幾種作法可幫助克服「睡前拖延症」：

1. **設定固定的睡覺時間**：建立穩定的作息規律，讓身體適應固定的入睡時間。即使不感覺困倦，也可以幫助大腦進入「睡眠模式」。

2. **減少電子設備使用**：在睡前一小時停止使用手機、電腦等電子設備，避免藍光影響睡眠質量。

3. **創造放鬆環境**：營造一個適合睡眠的環境，保持房間的安靜、黑暗和舒適的溫度，並且避免在睡前進行過於刺激的活動。

4. **放鬆練習**：可以嘗試冥想、深呼吸、閱讀書籍等放鬆身心的方法，幫助自己在睡前平靜下來。

5. **反思內心原因**：了解自己拖延睡覺的原因，無論是焦慮、壓力還是對未來的恐懼，並尋求適當的情緒管理方法或心理支持。

克服「睡前拖延症」需要有一定的自我覺察和行為改變，但為了長期健康，仍必須面對和處理。

08 開／關燈

睡覺時到底是開燈睡，還是關燈睡比較好呢？其實各有好、壞處。

關燈睡的好處，最主要是有助於褪黑激素的分泌。拜現代生活大家都使用燈光之賜，人類的活動時間得以延長，不過燈光的過度使用常會導致褪黑激素的正常分泌受到影響。褪黑激素是一種幫助睡眠調節的激素，大約在傍晚時間，當太陽下山、環境開始變暗時，大腦的松果體受光線減弱影響，便會開始分泌越來越多的褪黑激素，並在半夜達到高峰，有助於入睡並維持深度睡眠。因此，適度的調整燈光強度或關燈睡，較能夠讓這個生理現象更為順暢，促進並維持較高的睡眠品質。

在完全黑暗的環境中，人們通常能夠進入更深的睡眠階段，尤其是快速眼動睡眠和深度睡眠，這些階段對於身體的恢復、記憶鞏固、情緒調節及免疫系統的強化非常重要，對於改善情緒、減少焦慮和壓力等也有顯著作用。

至於**開燈睡**的好處，對某些怕黑的人來說，在太暗的環境中會感到不安全或焦慮，所以有些人關燈反而會影響入睡。另外，燈光的重要性有時是在「防跌」，對於需要在睡覺時照看嬰兒、老年人，或因為工作因素需要在半夜起床工作者，完全黑暗的環境除了不方便，

也可能帶來風險。

特別是老人家經常半夜要起身上廁所，若光線不足，容易發生跌倒的意外，像是年逾八旬的政壇大老吳伯雄 2022 年在睡前重摔，顱內出血送醫急救，事後他提到過程表示，因和太太在看美國網球公開賽，較平時晚睡，等比賽結束準備就寢時，關完燈、邊走向床邊，結果就在距離床邊一、兩步處發生意外，跌倒撞及頭部且當場昏厥。

由於大量出血，送醫後經緊急手術後才保住一命。吳伯雄認為，跌倒的發生可能與睡前服用安眠藥物，影響知覺和行動平衡有關。

像這樣的案例其實並不少見，因此要提醒大家，睡眠環境保留適當燈光除了個人習慣因素外，其實更重要的是安全考量。

鄔醫師告訴你

對於大多數人而言，關燈睡是更好的選擇，因為這有助於維持良好的睡眠質量，促進褪黑激素分泌，並且有助於進入深度睡眠和 REM 睡眠。然而，關燈睡的環境需要保持安靜和舒適，以免引起焦慮或不安。

如果你需要開燈睡（例如怕黑或有特定的健康需求），建議選擇較暗或者較暖色系的光源，如夜燈或微弱的燈光，避免過於明亮的燈光直接照射眼睛，也減少藍光的暴露，這樣能夠在一定程度上減少對褪黑激素分泌的干擾，降低對睡眠質量的負面影響。

附錄
目前通過台灣睡眠醫學學會評鑑的專業睡眠機構列表

- 臺大醫院睡眠中心
- 臺北醫學大學附設醫院睡眠中心
- 中國醫藥大學附設醫院睡眠中心
- 臺北榮民總醫院睡眠醫學中心
- 高雄醫學大學附設中和紀念醫院睡眠中心
- 秀傳醫療財團法人彰濱秀傳紀念醫院睡眠中心
- 高雄長庚醫院睡眠中心
- 桃園長庚醫院睡眠中心
- 新光吳火獅紀念醫院睡眠中心
- 淡水馬偕醫院睡眠中心
- 秀傳醫療社團法人秀傳紀念醫院睡眠中心
- 衛生福利部雙和醫院睡眠中心
- 佛教慈濟醫療財團法人台中慈濟醫院睡眠醫學中心
- 衛生福利部台南醫院睡眠中心
- 基隆長庚紀念醫院睡眠中心
- 嘉義長庚紀念醫院睡眠中心
- 臺中榮民總醫院胸腔內科睡眠中心
- 臺北市立聯合醫院陽明院區睡眠中心
- 成功大學附設醫院睡眠醫學中心
- 衛生福利部桃園醫院睡眠中心
- 光田醫院綜合醫院（大甲分院）睡眠中心
- 汐止國泰綜合醫院睡眠中心
- 振興醫院睡眠中心
- 亞東醫院睡眠中心
- 輔仁大學附設醫院睡眠中心
- 臺北市立萬芳醫院睡眠中心

資料來源　台灣睡眠醫學學會網站 https://tssm.org.tw/certi.php?key=certi04

Dr. Me 系列 HD0202

為何睡不好？
原來問題在大腦！

| 作　　者／鄔定宇、梁惠雯
| 選　　書／潘玉女
| 主　　編／潘玉女

行銷經理／王維君
業務經理／羅越華
總 編 輯／林小鈴
發 行 人／何飛鵬

出　　版／原水文化
　　　　　台北市南港區昆陽街 16 號 4 樓
　　　　　電話：（02）2500-7008　傳真：（02）2500-7579
　　　　　E-mail：H2O@cite.com.tw　FB：原水健康相談室
發　　行／英屬蓋曼群島商家庭傳媒股份有限公司城邦分公司
　　　　　台北市南港區昆陽街 16 號 8 樓
　　　　　書虫客服服務專線：02-25007718；25007719
　　　　　24 小時傳真專線：02-25001990；25001991
　　　　　服務時間：週一至週五上午 09:30 ～ 12:00；下午 13:30 ～ 17:00
　　　　　讀者服務信箱：service@readingclub.com.tw
劃撥帳號／19863813；戶名：書虫股份有限公司
香港發行／城邦（香港）出版集團有限公司
　　　　　香港九龍土瓜灣土瓜灣道 86 號順聯工業大廈 6 樓 A 室
　　　　　電話：(852)2508-6231　傳真：(852)2578-9337
　　　　　電郵：hkcite@biznetvigator.com
馬新發行／城邦（馬新）出版集團
　　　　　41, Jalan Radin Anum, Bandar Baru Sri Petaling,
　　　　　57000 Kuala Lumpur, Malaysia.
　　　　　電話：(603) 90563833　傳真：(603) 90576622
　　　　　電郵：services@cite.my

國家圖書館出版品預行編目 (CIP) 資料

為何睡不好? 原來問題在大腦! ／鄔定宇, 梁惠雯著. -- 初版. -- 臺北市：原水文化出版：英屬蓋曼群島商家庭傳媒股份有限公司城邦分公司發行, 2025.03
　面；　公分 . -- (Dr. Me 系列；HD0202)
ISBN 978-626-7521-49-6(平裝)
1.CST: 睡眠 2.CST: 失眠症
3.CST: 睡眠障礙症 4.CST: 健康法
411.77　　　　　　　　　114001857

美術設計／劉麗雪
繪　　圖／柯天惠
內頁攝影／林宗億
製版印刷／卡樂彩色製版印刷有限公司
初　　版／2025 年 3 月 20 日
定　　價／450 元

ISBN: 978-626-7521-49-6(平裝)

有著作權　‧　翻印必究（缺頁或破損請寄回更換）

──原水文化──
您的健康，原水把關

原水文化
您的健康，原水把關